ÉTUDE PHYSIOLOGIQUE ET CLINIQUE

SUR LA

PÉRIODE DE DÉFERVESCENCE

DANS LES

MALADIES AIGUËS FÉBRILES

PAR

Le Dr A. BEAU

Externe des hôpitaux et hospices civils de Paris,
Médaille de bronze de l'Assistance publique,
Ex aide-chirurgien à la 8e ambulance de secours aux blessés
(campagne de Sedan, siége de Paris).

PARIS
ADRIEN DELAHAYE, LIBRAIRE-ÉDITEUR
PLACE DE L'ÉCOLE-DE-MÉDECINE

1873

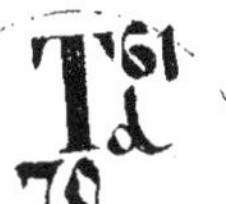

ÉTUDE PHYSIOLOGIQUE ET CLINIQUE

SUR LA

PÉRIODE DE DÉFERVESCENCE

DANS LES

MALADIES AIGUËS FÉBRILES

PAR

Le Dr A. BEAU

Externe des hôpitaux et hospices civils de Paris,
Médaille de bronze de l'Assistance publique,
Ex-aide-chirurgien à la 8e ambulance de secours aux blessés
(campagne de Sedan, siége de Paris).

PARIS

ADRIEN DELAHAYE, LIBRAIRE-ÉDITEUR

PLACE DE L'ÉCOLE-DE-MÉDECINE

1873

A MON PÈRE

A MA MÈRE

A MA SŒUR. — A MON BEAU-FRÈRE.

A MES PARENTS

A MES AMIS.

A LA MÉMOIRE DE MON MEILLEUR AMI

MON FRÈRE JOSEPH BEAU,

Ancien élève de l'école polytechnique et de l'école d'application de Metz,
Lieutenant au 2e régiment du génie,
Chevalier de la Légion d'honneur.

Tombé à Buzenval percé de quatorze balles en se dévouant pour faire sauter à l'aide de la dynamite un mur crénelé à l'abri duquel les Prussiens décimaient nos troupes.

A LA MÉMOIRE D'HÉBERT,

Sergent au 3e régiment du génie,

Il a demandé à partager la périlleuse mission de son lieutenant et s'est fait tuer à ses côtés.

A LA MÉMOIRE DE MON EXCELLENT AMI ET COLLÈGUE
A L'HÔPITAL SAINT-ANTOINE,

PAUL DESMOLINS,

Aide-major aux mobiles de la Savoie, armée de l'Est.

Tué au combat de Bétoncourt, en pansant sous le feu les blessés de son bataillon.

A LA MÉMOIRE DE MON ONCLE

J. H. S. BEAU,

Professeur agrégé à la Faculté de médecine de Paris,
Médecin de l'hôpital de la Charité,
Membre de l'Académie de médecine,
Chevalier de la Légion d'honneur.

A LA MÉMOIRE DE VELPEAU.

A LA MÉMOIRE DE DENONVILLIERS.

(Externat 1868.)

A M. LE Dr SAPPEY,

Professeur à la Faculté de médecine de Paris.
(Préparation du cours d'anatomie à l'école pratique 1866-67-68).

A M. LE Dr CHAUFFARD,

Professeur à la Faculté de médecine de Paris
(Externat 1869.)

A M. LE Dr TILLAUX,

Professeur agrégé à la Faculté de médecine de Paris
(Externat 1870-71).

A M. LE Dr LANNELONGUE,

Professeur agrégé à la Faculté de médecine de Paris.

A M. LE Dr AMÉDÉE TARDIEU,

Chirurgien en chef de la 8e ambulance de secours aux blessés.

Je prie M. le professeur CHAUFFARD, mon président de thèse, de vouloir bien agréer l'expression de ma reconnaissance pour la bienveillance qu'il n'a cessé de me témoigner durant le cours de mes études.

ÉTUDE PHYSIOLOGIQUE ET CLINIQUE

SUR LA

Période de Défervescence

DANS LES

MALADIES AIGUËS FÉBRILES

INTRODUCTION. — PLAN.

Les *maladies aiguës fébriles* suivant leur nature et leur intensité, suivant les conditions individuelles, les influences accidentelles et les complications intercurrentes, offrent une évolution extrêmement variable, mais, malgré leurs nombreuses différences, on doit reconnaître qu'elles sont soumises à des règles générales et qu'elles se meuvent dans un *cycle* dont les diverses périodes peuvent être facilement distinguées les unes des autres.

Cette vérité devenue vulgaire a été établie d'une façon inattaquable au moyen d'une des méthodes les plus précises que possède notre science : la thermométrie clinique.

Le cycle fébrile, on le sait, se compose de trois périodes principales ou stades.

1° Période initiale (stade pyrogénétique);

2° Période d'état (stade du fastigium);

3° Période de déclin (stade de défervescence).

Dans ces trois périodes, la plus intéressante au double point de vue des indications pronostiques et thérapeutiques est, sans contredit, *la période de défervescence* : c'est elle que nous nous proposons d'étudier dans notre travail inaugural.

Le mot *défervescence* n'a reçu droit de cité dans le langage médical que depuis peu de temps, depuis les travaux de Traube (1) (1852) et de Wunderlich (1852) (2).

Ce dernier revendique la création du mot. « Sous le nom de défervescence (defervescenze) généralement adopté aujourd'hui, j'ai désigné la période de diminution de la fièvre. » (Wunderlich. *De la température dans les maladies*, p. 269).

« C'est, dit Jaccoud, une expression fort heureuse qui mérite d'être conservée, car elle traduit à merveille par sa forme imagée, l'ensemble des modifications qu'éprouve l'organisme. » (Jaccoud. *Clinique médicale de la Charité*, p. 27).

Quoi qu'il en soit, si le mot est nouveau l'idée est vieille; sous le nom de *crise* (κρισις jugement) la pathologie ancienne a décrit les faits équivalents expérimentalement constatés par les modernes à la période de déclin de l'évolution febrile.

(1) Traube. Veber Kriser und Kritische Tage, Berlin 1852.

(2) Wunderlich. Handbuch der pathologie und therapie, Stuttgard 1852.

Les anciens comme les modernes avaient été frappés de ce qu'il survient à certain moment dans les affections fébriles, des changements tantôt très-rapides ou même soudains, tantôt lents, graduels, et qui d'emblée provoquent l'avénement de la convalescence.

Ces changements, ces actes judicatoires de la maladie ont été étudiés par Hippocrate avec un génie incomparable, à tel point que non-seulement il a été le fondateur de la doctrine des crises, mais, qu'encore aujourd'hui, il sert de guide dans cette question suprême de la science et de l'art.

Comment expliquer la découverte d'une pareille doctrine à une époque aussi reculée ? à une époque où il n'y avait rien qu'empirisme, où l'étude du corps humain et des fonctions des organes était dans l'enfance, où l'anatomie pathologique était à créer de toute pièce?

Uniquement par l'excellence de la méthode employée.

En effet « la méthode antique d'Hippocrate et la méthode moderne ne diffèrent pas dans leur essence, car elles sont l'une et l'autre la *méthode expérimentale*. Hippocrate comme nous a voulu qu'on observe la nature et, comme nous, il s'est servi de l'induction pour agrandir le champ de ses observations et trouver un lien entre les faits particuliers. » (Littré. *Traduct. d'Hipp.*, t. II, Introduction).

« Pour moi, dit Hippocrate, quand j'écoute ceux qui font ces systèmes (il s'agit des médecins Cnidiens qui

(1) La méthode expérimentale consiste à observer les phénomènes à en rechercher les lois, à s'efforcer de remonter des phénomènes et des lois qui les régissent à la conception des forces générales qui animent les corps de la nature.

(Bouillaud. Ess. sur la philosophie médic.)

cherchent l'hypothèse υποθησις au lieu de chercher la réalité το εον) et qui entraînent la médecine loin de la vraie route vers l'hypothèse, je ne sais comment ils traiteront les malades en conformité avec leurs principes. » (Hipp *De l'anc. médec.*, t. I, page 605. Édition Littré.)

« Je crois fermement que tout médecin doit étudier la nature humaine et rechercher soigneusement, s'il veut remplir ses obligations, quels sont les rapports de l'homme avec ses aliments, avec ses boissons, avec son genre de vie et quelle influence chaque chose exerce sur chacun. » (Hipp. *Pronostic.*)

« Selon moi, le médecin doit en outre savoir quelles maladies dérivent des puissances et des figures. — Que veux-je dire par là? J'appelle puissances les propriétés extrêmes et les forces des humeurs, j'appelle figures la conformation des figures qui sont dans le corps. » (Hipp. *Pronostic.* Éd. Littré, t. II, page 621).

Ce passage, où la distinction entre la forme (matière) et la puissance (force) est si nette, doit être regardé comme un trait de génie de l'antique médecine des Hellènes. Pour parler le langage de Montaigne, on « est ébloui » qu'Hippocrate, à l'époque où il vivait, ait fait à la médecine l'application de cette idée féconde de matière et de force.

« Elle est en quelque sorte la base de la doctrine de l'école de Cos. C'est elle qui fait prévaloir l'observation de tout l'organisme sur l'observation d'un organe, l'étude des symptômes généraux sur l'étude des symptômes locaux, l'idée de communauté des maladies sur l'idée de leur particularité, c'est elle qui fait triompher ce principe fondamental, à savoir que le travail pathologique est un et passe depuis le début jusqu'à la terminaison par un développement où toutes les phases tiennent l'une à l'autre.

« Supprimez l'idée de force, l'idée de nature médicatrice, quelle lumière restera-t-il à la médecine ancienne? où sera le fil qui l'empêchera de se perdre dans un dédale de faits particuliers sans connexion, et de languir dans une éternelle enfance, qu'adviendra surtout la thérapeutique qui a pour base unique l'idée de la force et de la nature médicatrice? » (Littré, *Introduction aux œuvres d'Hippocrate*).

De même qu'avant Hippocrate pour la médecine, de même avant Newton pour la physique, la manière de raisonner des physiciens était bien vague et incertaine; des suppositions gratuites et multipliées, des propriétés occultes attribuées arbitrairement aux corps pour expliquer les phénomènes qu'ils présentent, avaient donné naissance aux tourbillons et à une légion de fluides et de forces abstraites qui à tout propos étaient introduits pour expliquer chaque fait particulier.

Newton est arrivé et il a dit : « On a rendu un grand service aux sciences lorsqu'en supposant un petit nombre de principes ou de causes d'action, dût-on ne jamais connaître la nature de ces causes, on parvient ainsi à expliquer un grand nombre de phénomènes naturels. »

Il a joint l'exemple au précepte; il a supposé l'existence d'une force tendant à rapprocher les particules de la matière et s'exerçant en raison directe des masses et inverse du carré des distances : cette supposition est devenue pour ses successeurs la loi la plus générale de la nature; c'est à elle que la physique et la chimie sont redevables de leurs progrès immenses et rapides.

Quoi qu'il en soit, Hippocrate (1) avait donc très-bien vu qu'en dernière analyse les êtres vivants ou organisés se trouvent nécessairement formés de solides et de liquides, les premiers servant à contenir les seconds et, présentant des canaux plus ou moins déliés ou des cavités plus ou moins étroites. Une seconde observation non moins générale et qui n'avait pas échappé au père de la médecine, c'est que les fluides se meuvent dans les capacités qui les contiennent tant que la structure de la matière organisée demeure intacte, et tant qu'existe certaines conditions de milieux indispensables à la manifestation de l'ensemble des propriétés inhérentes à la matière organisée. (Littré et Robin.)

(1) A proprement parler, la vie ne consiste que dans une lutte ou réaction de l'organisme contre les lois générales de la gravitation et de l'affinité, de la propagation du calorique, de l'électricité du magnétisme, peut être encore d'autres agents inconnus.

Les éléments qui nous constituent restent unis tant que l'équilibre se maintient entre ces deux forces opposées, et lorsqu'enfin la résistance vitale est épuisée, on voit les éléments se désunir et se disperser pour obéir aux lois de l'affinité chimique en formant diverses combinaisons.

Toute maladie est donc une réaction de l'organisme contre une cause accidentelle de trouble.

En posant ces principes, je ne fais que me placer au point de vue de la médecine hippocratique qui domine les théories physiologiques modernes et qui est d'ailleurs en parfait accord avec la méthode neutonienne, car, la force vitale, est aux corps organisés ce que l'attraction est à la matière brute ou inorganique.

En posant cette loi fondamentale de l'organisation, Hippocrate a fait pour la physiologie ce que Newton fit plus tard pour la physique générale, Hippocrate est donc le Newton de la médecine. (Cayol, clin. méd. Paris 1833, p. 30.)

La vie peut donc se résumer en deux choses: 1° la matière; 2° le mouvement ou force.

« Au biologiste placé au point de vue de la nutrition et du développement de l'être, la vie à la surface du globe apparaît essentiellement caractérisée par une double circulation incessante : circulation de matière, circulation de force. » (Gavarret, *Les phénomènes physiques de la vie*, page 263).

« La matière en elle-même n'éprouve d'autre changement que celui de la position dans l'espace, c'est-à-dire le mouvement. Mais, rien dans la nature n'est sans activité. Nous n'avons la connaissance des objets que par leur influence sur nos organes. Les effets nous conduisent à la cause ou à l'agent. — Il s'ensuit que pour appliquer la conception de la matière, il faut ajouter au premier point de vue un second : c'est la faculté d'agir ou la force. Il est certain que les idées de matière ou de force sont inséparables. » (Helmholtz, *Mémoire sur la conservation de la force*, page 59).

Nous n'avons pas à discuter ici la relation qui existe entre la matière brute et la force, entre la matière organisée et la vie, nous abandonnons à d'autres plus autorisés que nous la tâche de résoudre ces problèmes d'une importance doctrinale de premier ordre ; quant à nous, nous le répétons, en empruntant à divers auteurs les passages qui précèdent, nous n'avons cherché à établir qu'une seule proposition, à savoir : le rôle immense que joue dans les sciences d'observation la notion de matière et de force.

Nous diviserons notre travail en deux parties.

La première partie comprendra :

1° L'observation des phénomènes de défervescence ;

2° La loi qui les régit et l'expérimentation de cette loi.

3° Le raisonnement par analogie et induction conduisant à la force tenant la loi sous sa dépendance ;

4° L'exposé de la théorie de cette force.

Ainsi seulement nous aurons satisfait à cette maxime de Laplace : « *La méthode la plus sûre qui puisse nous guider dans la recherche de la vérité consiste à s'élever par induction des phénomènes aux lois et des lois aux forces.* » (Laplace, *Essai philosophique sur les probabilités*, page 258).

Dans une deuxième partie, partie clinique, nous étudierons les phénomènes de défervescence, dans leur pathogénie, leurs signes, leur marche, leur durée et terminaison, leur diagnostic et pronostic, enfin dans leurs indications thérapeutiques.

Nous n'avons pas la prétention de résoudre les difficiles problèmes qui se rattachent à la période de déclin des maladies aiguës fébriles.

Notre travail sera nécessairement incomplet, d'abord parce que la période de défervescence demande des développements autrement considérables que ceux que comporte généralement une thèse ; ensuite parce que ce sujet n'a encore été nulle part traité en entier, n'a fait l'objet d'aucune monographie spéciale ; enfin parce que les progrès incessants de la thermométrie clinique et de la chimie biologique y découvrent chaque jour des horizons nouveaux.

Le cours de pathologie générale fait à la Faculté par notre excellent maître, M. le professeur Chauffard, nous a été d'une grande utilité; nous y avons puisé des matériaux précieux que nous avons largement mis à contribution, notamment pour les chapitres II et III de la deuxième partie.

Les savants ouvrages de M. le Dr Jaccoud, les articles (*Chaleur*, *Crise*, *Fièvre*, *Digitale*) publiés par M. Hirtz (de Strasbourg), dans le *Nouveau dictionnaire de médecine et de chirurgie pratiques*, articles si remarquables à tous les points de vue, nous ont été également d'un grand secours.

CHAPITRE PREMIER.

OBSERVATION DES PHÉNOMÈNES DE DÉFERVESCENCE.

Dans cette description générale des phénomènes de la défervescence, nous emploierons la méthode d'observation d'Hippocrate.

Au lieu de l'étude d'un organe lésé, nous ferons une étude de l'économie entière; au lieu de la recherche des altérations cachées de quelque viscère, nous ferons la recherche des souffrances et des efforts des grandes fonctions. De là résultera un tableau plutôt qu'une énumération de symptômes, un aperçu de la condition générale de l'homme atteint de maladie aiguë fébrile, plutôt qu'un aperçu de la condition particulière d'un appareil ou d'un tissu.

Nous passerons rapidement en revue les deux premières périodes du cycle fébrile, nous nous arrêterons davantage sur la dernière. La pneumonie franche nous servira d'exemple.

1° *Période initiale.* — Cette période, appelée aussi stade pyrogénique, stade ascensionnel ou d'augment, comprend l'intervalle qui s'écoule entre la première ascension thermique au-dessus de la normale et le moment où la chaleur, ayant atteint son maximun, cesse de s'accroître. La durée de ce stade est très-courte (deux à trente-six heures, Traube).

En général, le début a été une sensation subjective de froid, un sentiment de lassitude générale, de courbature, de douleurs vagues et mal localisées.

Survient le frisson ; il est caractérisé pour l'observateur par le resserrement ischémique des vaisseaux périphériques, par la saillie des bulbes pileux (chair de poule), résultant du spasme des muscles folliculaires, et par des contractions plus ou moins énergiques des muscles de la vie de relation. Ces contractions comprennent tous les degrés, depuis un tremblement léger jusqu'aux secousses désordonnées de tout le système musculaire.

Les battements du cœur et des gros vaisseaux deviennent rapides, quelquefois tumultueux, avec gêne de la respiration.

La face est pâle, ridée; l'œil enfoncé; les ongles livides.

Suivant Hirtz, l'invasion de la chaleur précède le frisson souvent de plus d'une heure, elle précède même toute sensation subjective. Une demi-heure avant le frisson, la peau semble plus chaude qu'à l'ordinaire. Au moment où le froid éclate, il s'établit immédiatement entre la température interne et externe un antagonisme qui se traduit par l'écartement des deux courbes thermométriques. A mesure que la température interne monte, le thermomètre descend à la surface ; si bien qu'au bout d'une demi-heure une température centrale de 39° peut correspondre au chiffre de 29° sur le thermomètre placé à l'extérieur. A mesure que le frisson diminue, les deux températures tendent à se rapprocher.

La congestion du cerveau se manifeste par des souffrances spéciales : agitation intellectuelle, délire, insomnie, céphalalgie.

La moelle épinière congestionnée à son tour, amène la courbature, les claquements de dents, les convulsions, etc.

L'urine est claire et abondante, à sécrétion rapide, mais déjà chaude, parce que la combustion est déjà augmentée.

Cependant le spasme vasculaire cesse à la périphérie, la dilatation passive le remplace, le sang et la chaleur affluent à la surface, les organes internes sont un instant soulagés; il y a un mieux provisoire très-court.

La production de chaleur interne continuant, la peau devient sèche, brûlante, le thermomètre monte d'heure en heure, et monte d'autant plus rapidement que le frisson a été plus violent.

L'échauffement de la périphérie ne diminue pas la chaleur centrale, car la combustion augmentée continue à fournir et à entretenir la chaleur malgré le rayonnement et la conduction cutanée. De là la soif et l'inappétence ; de là, par un cercle vicieux probable, une cause secondaire d'échauffement et de combustion.

On le voit, ce qui caractérise cette période, c'est la congestion active ; aussi trouve-t-on du côté des organes, et principalement du côté du poumon pour le cas qui nous occupe, un état d'engouement (Niemeyer), qui détermine la dyspnée, la toux, etc., et se traduit à l'auscultation et à la percussion par des signes particuliers.

2° *Etat.* — Cependant, vers la fin ou le milieu du deuxième jour et les jours suivants, le thermomètre se maintient autour du chiffre maximum, et commence à présenter des oscillations. Alors commence la période d'état qui peut durer d'un à sept jours.

Les phénomènes de la période d'état sont faciles à expliquer : la combustion augmentée continue à fournir et à entretenir la chaleur malgré le rayonnement et la conduction cutanés ; dans les vaisseaux paralytiquement relâchés le sang se ralentit encore et échauffe les organes. (Hirtz).

Ce qui caractérise donc cette période, c'est la congestion passive ou stase du sang dans les vaisseaux paralytiquement relâchés.

Imprimez le doigt sur la peau et vous verrez avec quelle lenteur se dissipe la rougeur de l'empreinte, c'est l'image de ce qui se passe dans tous les organes. Dans le poumon, en particulier, la partie enflammée a ses alvéoles vides d'air, et remplie par de petits bouchons de sang coagulé (hépatisation).

Ces phénomènes remarquables de congestion passive pourraient, peut-être en partie, être attribués à ce fait, que l'énergie des battements cardiaques est diminuée par l'élévation de la température. (Cl.-Bernard. Niemeyer).

Em même temps, on observe un amaigrissement notable (1), résultat de deux causes : 1° la privation des ali-

(1) Une observation de Waschmuth nous apprend que cette perte au moment de l'acmé peut atteindre 1 kilog. par 24 heures, mais dès que la déferveșcence s'établit, le déchet cesse avec une rapidité vraiment extraordinaire et si le patient prend quelque aliment, il commence aussitôt à regagner une partie de ce qu'il avait perdu. Le malade de Waschmuth présenta une diminution de poids de 718 gram. la veille du début de la défervescence ; le jour même où le thermomètre commença à baisser, il ne perdit plus que 57 gram., et le lendemain, comme il

ments; 2° la consomption fébrile. En effet, non-seulement le fébricitant à la diète vit aux dépens de lui-même, mais il vit avec une activité exagérée; cette autophagie fébrile fait disparaître la graisse, atrophie les muscles, et, au bout de deux ou trois semaines, le malade peut perdre 20 ou 30 pour 100 de son poids primitif.

Les glandes de la muqueuse digestive (1) semblent réduites à leur minimum fonctionnel. De là, la sécheresse de la bouche, la constipation, les nausées et les vomissements chez ceux qui veulent forcer leur dyspepsie.

La sécrétion sudorale est amoindrie; si elle persiste, c'est un signe de mauvais augure, sauf dans le rhumatisme articulaire aigu.

La sécrétion urinaire est considérablement diminuée, et présente dans les produits éliminés des caractères spéciaux.

3° *Défervescence.* — « Vous avez laissé votre malade avec la température propre à la période d'état : la fièvre était dans l'acmé. Vous revenez douze heures plus tard, et vous constatez une chute qui peut déjà dépasser 1°,5 et même plus. A dater de ce moment la chaleur va sans cesse s'abaissant, à peine y a-t-il une légère exacerbation le soir, et en trente-six heures généralement ou quarante-

avait été légèrement alimenté depuis la veille, ce jeune homme regagnait déjà 200 gram (Jaccoud).

(1) Chez des animaux atteints de fistules pancréatiques, la sécrétion de la glande cesse presque entièrement dès que survient la fièvre (Cl. Bernard.)

Le même fait a été observé sur des animaux auxquels on avait pratiqué des fistules gastriques.

De Beaumont sur son canadien a observé la sécheresse de la muqueuse pendant la fièvre.

huit heures au plus, vous avez la température normale, la fièvre est terminée : le cycle pneumonique est accompli. » (Jaccoud, *loc. cit.*, p. 27).

Cependant, avec la cessation de la chaleur, cessent le délire et l'insomnie.

Le cœur reprend sa tension, la fréquence du pouls baisse rapidement.

L'état du malade qui donnait des inquiétudes à cause de la gravité des symptômes généraux s'est amendé en un instant. Un bien-être complet (1) s'est produit en quelques heures; le malade se sent libre, dégagé; il a dormi d'un sommeil réparateur, il ne se plaint plus que d'une grande faiblesse.

Bientôt les organes sécréteurs (glandes de la peau, de la muqueuse digestive, glandes salivaires, foie, pancréas, reins) se réveillent et avec eux l'appétit et les forces.

« Avec tous ces signes coïncident toujours trois phénomènes remarquables :

« 1° L'exsudat fibrineux coagulé dans le poumon commence à se liquéfier, et la perméabilité renaissante de l'organe est révélée par des râles humides à bulles plus ou moins fortes, dits râles de retour;

« 2° Le malade cesse de maigrir (2). Pendant les périodes d'ascension et d'état, obligé de faire aux dépens de

(1) Le retour des forces et du bien-être précède ici toute alimentation connue pour indiquer que c'est la cessation seule de la fièvre qui a ramené les forces (Hirtz).

(2) Au moment où la fièvre tombe, on voit tout à coup disparaître la turgescence générale due à la période d'état.

Alors le malade apparaît frappé d'un amaigrissement subit et considérable.

Le médecin qui ne serait pas prévenu de ce fait pourrait rapporter cet amaigrissement à l'événement de la défervescence (Chauffard).

lui-même les frais de la combustion ou dépense exagérée qui appartient à toute fièvre, il avait perdu chaque jour une partie de son poids. Dès que la défervescence s'établit, le déchet cesse avec une rapidité extraordinaire ;

« 3° Enfin, l'urine, expression mathématique du bilan de l'organisme, subit, dès le début de la défervescence, une série de modifications qui lui rendent rapidement ses qualités physiologiques. En même temps, la quantité sécrétée en vingt-quatre heures qui avait été diminuée, et la densité qui avait été fortement accrue, retombent au niveau de la santé.

« Tel est l'enchaînement admirable des phénomènes de la défervescence, qui sont tous le résultat physiologique nécessaire de la chute de la fièvre. » (Jaccoud, *loc. cit.*, p. 29).

Ces phénomènes singuliers, « *ces grands changements*, » (Hardy et Béhier), « *qui touchent à l'histoire de la phase la plus intéressante de la maladie* » (X. Gouraud), et qui semblent avoir une influence prépondérante sur le retour à l'état de santé, étaient bien faits pour fixer l'attention des médecins, d'autant plus qu'à ce moment solennel qui précède l'avénement de la défervescence, la vie du malade est réellement en jeu et peut être compromise par une intervention thérapeutique inopportune, ou, au contraire, conservée par une sage expectation.

Les anciens surtout, moins éclairés que les modernes par le flambeau de la physiologie, moins guidés surtout par les progrès de l'anatomie pathologique et de l'art du diagnostic, avaient étudié à fond ces phénomènes du déclin de l'évolution morbide, si bien que, pour eux, la doctrine des crises et jours critiques dominait toute la thérapeutique.

Sans adopter complètement cette manière de voir, il n'en est pas moins vrai que la question de la défervescence et les phénomènes par lesquels elle se traduit, sont, pour le clinicien, d'une importance de premier ordre, et qu'il a, par conséquent, le plus grand intérêt à connaître, suivant quelles données s'opère le passage si remarquable de l'état pathologique à l'état physiologique, de l'état de maladie à l'état de santé.

CHAPITRE II.

> « Celui qui observe écoute la nature, celui qui expérimente l'interroge. »
>
> ZIMMERMANN.

LOI. — EXPÉRIMENTATION.

Les données supérieures qui régissent les phénomènes précédents, se trouvent éparses dans Hippocrate (1), Bichat (2), Gavarret (3), Trousseau et Pidoux (4), Cl. Bernard (5), Vulpian (6), Hirtz (7) surtout, et dans la plupart des Traités de physiologie modernes.

(1) Hippocrate. Œuvres complètes. Ed Littré.
(2) Bichat. Recherches physiologiques sur la vie et la mort.
(3) Gavarret. Les phénomènes physiques de la vie.
(4) Trousseau et Pidoux. Traité de thérapeutique.
(5) Cl. Bernard. Principes de pathologie expérimentale
(6) Vulpian. Physiologie du système nerveux.
(7) Hirtz. In dict. Jaccoud, art. Crise.

Les auteurs nous paraissent ne pas y avoir attaché toute l'importance qu'elles méritent. Quant à nous, nous nous proposons de les élever à la hauteur d'une loi que nous appellerons : « *loi de la conservation de l'organisme.* » On pourra voir, dans le courant de ce travail, qu'elle joue en pathologie un rôle non moins important que celui que la *loi de la conservation de l'individu* et la *loi de la conservation de l'espèce* jouent en physiologie.

Cette loi pourrait être énoncée ainsi :

« Dans tous les êtres organisés et vivants, et surtout dans les êtres supérieurs, il existe une puissance qui sauvegarde l'intégrité de l'organisme (solides, liquides, forces), malgré l'incessant assaut des causes physiques et chimiques qui le sollicitent constamment par leur influence ou leur affinité. Si les solides, les liquides, les forces ont été modifiés, cette même puissance offre une tendance irrésistible à la reconstitution esthétique typique, à la reconstitution humorale typique, à la reconstitution dynamique typique. »

Or, cette loi est aussi nécessaire, fatale, aveugle en physiologie pathologique, que la loi de la chute des graves en physique. Il est facile de le prouver par des faits tirés de l'expérimentation des physiologistes modernes.

1° *Tendance à la reconstitution esthétique typique.*

A. *Expériences de Trembley.* — Il coupe traversalement un polype d'eau douce. Les deux moitiés de l'animal loin de périr, survivent, et chacune d'elles, au bout d'un certain nombre de jours, a reformé un animal complet.

On pourra même diviser le polype en plusieurs segments, et chacun d'eux se complétera et constituera un nouveau polype entièrement semblable au polype primitif.

Le même expérimentateur a prouvé que chez certains vertébrés, les polypes, les planaires, les naïdes, certaines parties du corps enlevées se reproduisent avec tous leurs caractères.

Depuis Trembley on est arrivé à des résultats bien plus merveilleux. Qui ne connaît, pour ne parler que des exemples les plus souvents cités, la reproduction des pattes d'écrevisses, des tentacules d'escargots, des nageoires des poissons, des membres, de la queue, des mâchoires du triton et de la queue des têtards de grenouille?

Expériences de Tiedmann et Gmelin.— Chez les chiens ils ont lié le canal cholédoque; toutes les fois que la mort n'est pas survenue par la rupture du conduit et l'effusion de la bile dans le péritoine, ils ont vu, peu de temps après l'opération, un nouveau canal s'établir entre les deux bouts séparés par la ligature.

Cl. Bernard a obtenu un résultat identique par la ligature du conduit pancréatique. « Peu de temps après cette opération, dit-il, le tissu cellulaire voisin s'indure, la position oblitérée du conduit est résorbée, et un canal nouveau s'établit entre les deux extrémités séparées, absolument comme dans le cas précédent. La reproduction est ici tellement parfaite, qu'en pratiquant l'autopsie quelques mois plus tard, on ne retrouve aucun vestige de l'opération. »

Expérience de Sédillot. — L'œsophage ayant été lié sur plusieurs chiens, ils furent nourris pendant quelques semaines par une ouverture pratiquée aux parois de l'estomac. Mais, après un certain temps, ces animaux ayant été démuselés, M. Sédillot fut très-étonné de les voir se nourrir par la bouche et même avaler de gros morceaux de viande. En pratiquant l'autopsie, on s'assura que les deux extrémités séparées de l'œsophage s'étaient réunies, et qu'un nouveau passage permettait ainsi aux aliments de parvenir dans l'estomac.

Expérience de Paul Bert. — Il a, chez un rat, introduit l'extrémité terminale de la queue, après avoir écorché cette extrémité sous la peau de la région dorsale. Après que le travail de la greffe a paru suffisamment avancé entre la région dorsale et l'extrémité de la queue, il a coupé la partie basilaire de la queue à 1 centimètre environ de sa naissance. Il s'est trouvé alors que cet animal, au lieu de porter cet appendice à l'extrémité postérieure de son corps, l'a porté désormais sur le dos, et en sens inverse du sens normal.

Après avoir obtenu une greffe de la queue d'un rat sous la peau d'un autre rat, il fait une fracture d'un des os de la queue transplantée. Or, cette fracture se consolide avec la plus grande irrégularité, et en passant par les phases diverses que l'on observerait dans la queue normale d'un autre rat.

Il prend un jeune rat auquel il coupe une patte, il dépouille cette patte de sa peau et l'introduit sous la peau du flanc d'un autre rat. Au moment de la transplantation, le squelette de la patte n'était pas encore arrivé à son entier développement; les épiphyses n'étaient pas encore soudées aux diaphyses. Eh bien, cette patte se greffe, offre un développement défini, orienté, pour ainsi dire, d'une certaine façon, tout comme si elle n'avait pas été déplacée, et les épiphyses se soudent à la diaphyse à l'époque déterminée pour chaque os, et dans l'ordre qui leur est assigné.

Expériences de Reverdin. — Tantôt le chirurgien voit des plaies superficielles, malgré une végétation active, malgré l'emploi des méthodes de pansement les plus rationnelles, mettre un temps très-long à se recouvrir d'une couche épidermique.

Tantôt il en voit d'autres qui, à leur partie centrale, présentent un ou plusieurs îltos épidermiques, qui deviennent alors le centre d'un travail analogue à celui des bords, et hâtent singulièrement la cicatrisation.

Frappé de ces phénomènes, Reverdin (de Genève) se demanda si on ne pourrait pas, par une greffe, obtenir la formation d'îlots de cicatrisation analogues, et disposer ainsi d'un moyen de hater la guérison.

Ses tentatives de greffe humaine furent couronnées d'un plein succès.

Dans un autre ordre de faits, la guérison des fractures, l'élimination des séquestres, des corps étrangers, la circatrisation des plaies, la résorption graduelle des exsudats pseudo-membraneux, etc., la suture heureuse de bouts de doigts, de lobules d'oreilles, de lobes du nez, etc., après leur section complète datant même de plusieurs heures, ne sont-ce pas là autant de phénomènes qui tombent sous la loi de la conservation de l'organisme?

2° *Tendance à la reconstitution humorale typique.*

Les parties solides du corps humain jouissent donc, dans une certaine mesure, de cette singulière propriété qui existe à un degré si frappant chez les animaux inférieurs, mais ce sont surtout les liquides de l'économie qui possèdent au degré le plus élevé cette puissance physiologique.

Un animal peut être soumis à des saignées journalières sans même paraître affaibli, pourvu qu'il reçoive une nourriture suffisamment réparatrice, et nous savons par expérience avec quelle rapidité se comblent les déperditions de cette espèce dans les cas d'hémorrhagie, pourvu, toutefois, que la quantité de sang brusquement soustraite à la circulation ne soit pas trop considérable. Le sang jouit donc au plus haut degré de la propriété de réparer ses pertes.

C'est sur cette propriété qu'est fondée l'idée de la transfusion du sang.

Expérience de Gaspard (de Saint-Etienne). — Ayant injecté une décoction de chair putride dans les veines d'un chien, il vit apparaître une fièvre des plus intenses, accompagnée de frissons, de prostration et de déjections abondantes; mais, après un certain laps de temps, l'animal se rétablissait sans aucun traitement.

Ces expériences ont été reprises et vérifiées par Bouillaud, il les accompagne des réflexions suivantes :

« Chez les animaux dans le sang desquels on injecte des matières putrides, presque constamment il survient d'abondantes évacuations, soit par les veines, soit par les selles. Ces évacuations sont souvent suivies de soulagement, quelquefois même d'une complète guérison. Or, nous le demandons à tous les médecins de bonne foi, ces évacuations n'ont-elles pas la plus frappante analogie avec les évacuations dites critiques? » (Bouillaud, *loc. cit.* p. 315.)

Expériences de Bilroth et Hufschmidt. — « Ils ont trouvé que dans tous les cas où un liquide ichoreux ou du pus frais avait été injecté dans le sang, il y avait une augmentation de la température rectale sensible, déjà deux heures après l'injection ; ils ont en outre constaté qu'après une seule injection, *l'acmé était ordinairement suivi d'une défervescence rapide.* (Wunderlich, *loc. cit.*, p. 140.)

3° *Tendance à la reconstitution dynamique typique.* — « Dans le monde inorganique, le principe dynamique se présente à nous sous trois formes fondamentales d'où dérivent toutes les autres modalités : la pesanteur, la cohésion, l'affinité. Lorsque l'homme veut accomplir un travail, exercer une action sur le monde extérieur, c'est à l'une de ces trois modalités primitives qu'il demande la force motrice, soit qu'il l'emploie directement, soit qu'il la transforme préalablement en une autre modalité mieux adaptée au but qu'il se propose.

« Dans le monde organique, le travail nécessaire au développement de l'individu et à la propagation de l'espèce exige une dépense considérable de force. Chez l'animal, cette force incessamment consommée se manifeste sous trois formes principales, la production de chaleur, la contractilité musculaire et l'activité nerveuse. » Gavarret, *loc. cit.*, p. 66 et 77).

Nous ne nous occuperons ici que de la chaleur et de l'activité nerveuse,

1° *Chaleur.* — A l'état physiologique, un grand nombre de causes (Voy. IIe part., chap. 1), peuvent faire varier la production de chaleur dans des proportions considérables ; cependant, cette influence n'est que momentanément sensible ou même nulle sur le niveau de la température normale.

Par exemple un homme pesant 70 kilogr., qui chargé d'un fardeau de 50 kilogr. monterait de 200 mètres en une demi-heure produirait un travail de (50 + 70) 200 = 24000 km., ce qui équivaut à 56 calories (une calorie étant égale à 425 km.), mais, ces 56 calories converties en travail supposent $\frac{56 \times 88}{12}$ (voy. p. 43) c'est-à-dire environ 410 calories produites, ou 9 fois la quantité normale. (Weber.)

Ainsi voilà un homme produisant 9 fois la quantité normale de chaleur et cependant la température, grâce à certains phénomènes (sueurs, évaporation, transformation de la chaleur en travail mécanique), ne s'est pas élevée au-dessus de la moyenne physiologique.

Après un séjour de dix minutes dans une étuve sèche, à 106°,44 un thermomètre placé sous la langue n'est monté que d'un degré environ. (Dobson.)

D'après des expériences faites sur des animaux, cette élévation de température est de courte durée et après vingt à trente minutes, elle fait place à un abaissement par rapport au degré initial. (Hoppe.)

Chez les matelots qui partis de nos contrées tempérées vont s'exposer aux chaleurs tropicales, et, passent par une différence brusque de 40° dans l'air, la température des corps ne s'est élevée que de 1 degré (Eydoux et Souleyet).

Pour les animaux à sang chaud, la mort n'arrive que lorsqu'ils ont dépassé de 5 ou 6 degrés leur température normale : elle est due à la perte de la contractilité musculaire et à l'arrêt du cœur. De plus, à ces températures, le sang devient incapable d'absorber l'oxygène et se coagule bientôt. (Cl. Bernard.)

La résistance au froid n'est pas moins remarquable que la résistance à la chaleur.

Ainsi, l'homme a pu résister à un froid de 71°. — (Delisle cité par P. Bérard.)

Des navigateurs au pôle nord ont constaté que la température ambiante pouvait être surpassée de 76°,7 chez des renards (capitaine Parry), de 79°,1 chez des lagopèdes (capitaine Back).

Ainsi donc, malgré des causes puissantes de troubles, d'ordre physico-chimique, l'organisme possède la propriété remarquable de conserver une température dont la moyenne est presque invariable.

Ce singulier problème avait vivement frappé les médecins et philosophes anciens, plusieurs même en avaient tenté la solution avec les seuls secours de l'imagination.

Ainsi, Aristote, Gallien, Descartes s'étaient ralliés à la théorie de la *chaleur innée*. (*Calor innatus*, *insitus*).

Hunter faisait dépendre la production de la chaleur

(1) Hunter. Ed Richelot, t. I, p. 366, t. III, p. 377, t. IV, p. 203.

d'un *principe spécial*, indépendant de la circulation, de la sensation et de la volition, d'une *force vitale*, à laquelle il reconnaissait en outre la faculté de détruire la chaleur en excès et dont il plaçait le siége dans l'estomac.

Pour Barthez et son école, la chaleur animale estle résultat des frottements et des agitations des parties solides et des liquides de l'économie, déterminés, entretenus, par l'action des forces du *principe vital;* si la température des animaux supérieurs reste constante au milieu des variations incessantes des conditions thermiques ambiantes, c'est que, chez eux, le principe vital, sait modifier son activité et les agitations des fibres solides de manière à proportionner la production de chaleur à l'intensité des causes extérieures de refroidissement.

A l'époque actuelle de la science, grâce aux travaux admirables de Lavoisier, développés et complétés par les expériences de Spallanzani, de MM. Dulong, Despretz, Magnus, Dumas, Liebig, Boussingault, Regnault, Chossat, etc., si l'on est arrivé à des données très-satisfaisantes sur les sources et les transformations diverses de la chaleur animale, on est réduit pour expliquer la compensation exacte des profits et pertes thermiques à admettre l'existence d'un appareil régulateur spécial siégeant dans le système nerveux, appareil dont l'existence n'est rien moins que démontrée.

2° *Activité nerveuse.* — L'activité nerveuse, résultat de la mise en jeu du fonctionnement propre de la cellule et

(1) Barthez. Nouv. élém. de la sc. de l'homme, t. I, p. 303.

de la fibre nerveuse, « joue un rôle important dans l'accomplissement de toutes les fonctions. Evidemment, ce n'est pas le système nerveux qui sécrète la bile dans le foie, le suc gastrique dans l'estomac, le lait dans la glande mammaire, qui dans le rein sépare l'urée du liquide sanguin, qui, dans les voies digestives, détermine le passage des matériaux élaborés à travers la muqueuse intestinale, qui dans le réseau des capillaires généraux, brûle les éléments organiques du sang, etc., nulle part il n'exerce une action *directe* (les activités propres des éléments histologiques, sont au fond indépendantes de son action) sur les matériaux de l'économie; mais son influence est partout nécessaire pour que les fonctions s'accomplissent d'une manière normale et régulière.

« Le système musculaire considéré comme moteur a été comparé à une machine à feu. Une analogie de même ordre peut être signalée entre le système nerveux et un réseau télégraphique.

« Dans le réseau télégraphique, le travail chimique effectué dans la pile du pôle expéditeur, transformé en électricité et recueilli sur les fils conducteurs, se propage de proche en proche, et va à l'autre extrémité de la ligne animer un électro-aimant, dévier une aiguille aimantée, produire une décomposition chimique, mettre en jeu les appareils recepteurs quelle que soit leur nature.

« Dans le système nerveux, le travail de combustion accompli dans les centres (expériences de Byasson), se transforme en neurilité; les divers cordons nerveux recueillent cette neurilité, la propagent dans tous les sens et vont exalter l'activité des divers organes de l'économie (1). »

Le degré d'activité du système nerveux varie avec une foule de conditions internes et externes, dont il n'est pas de notre sujet de chercher à expliquer le mode d'action.

Nous nous contenterons de rappeler les faits suivants : l'activité nerveuse varie non-seulement suivant les conditions de milieu, suivant chaque espèce animale, mais encore chez les individus appartenant à la même espèce.

« La sensibilité nerveuse d'un chien de chasse est tellement développée que la moindre opération lui donne une fièvre qui peut être suivie de phénomènes mortels. Quelle différence lorsqu'il s'agit d'autres chiens qu'on peut considérer comme de race inférieure ! Dans le cours de l'opération, c'est à peine si l'animal fait un mouvement, c'est à peine s'il paraît souffrir : l'appétit n'est point altéré, les sécrétions restant normales.

« Chez le cheval, ces différences sont encore plus prononcées s'il est possible. Les caractères de certaines races sont attribués au *sang* dans le langage vulgaire ; il serait plus exact de les attribuer aux *nerfs* : en effet, c'est un système nerveux très-irritable, très-sensible et doué d'une organisation plus délicate qui distingue une bête de sang d'un de ces petits chevaux à demi-sauvages qui habitent les pays montagneux.

« Il est permis de croire, que chez l'homme, la différence qui sépare les individus, doit être bien plus grande encore que chez les diverses espèces animales. Ces différences sont seules capables d'expliquer comment, parmi ceux qui subissent les actions journalières des causes

(1) Gavarret. Les phén. phys. de la vie, p. 251 et 258.

morbides, les uns s'affaissent si promptement, tandis que les autres résistent avec énergie, et comment il se fait que lorsqu'une épidémie sévit sur un point donné, comment il se fait que la maladie régnante ne frappe que sur certains sujets, tout en épargnant d'autres individus, qui sont placés en communication constante avec les malades? Au pouvoir *en apparence* mystérieux qui modifie ainsi dans chaque cas particulier l'influence des agents extérieurs, nous donnons le nom d'*idiosyncrasie.* »(Cl. Bernard (*Pr. de path. expérim.*, p. 23, 24, 25).

Quoi qu'il en soit de ces prédispositions particulières, les causes morbides en agissant sur l'organisme, peuvent influencer l'activité nerveuse de deux façons; elles peuvent ou l'augmenter ou la diminuer. Cette augmentation ou cette diminution de l'activité nerveuse à l'état morbide, correspond à ce que l'on appelle en physiologie, phénomènes d'excitation et phénomènes de dépression, phénomènes qu'il est facile d'obtenir à l'aide d'expériences bien connues.

C'est en se fondant sur ces expériences qu'en thérapeutique, on a divisé les médicaments modificateurs de l'innervation en deux classes : les excito-moteurs et les paralyso-moteurs.

Concluons donc, (1) aussi bien dans les bas-fonds du

(1) On ne saurait nier que les forces physiologiques qui régissent les fonctions de la vie ne possèdent une grande puissance de résistance à l'action des causes extérieures ; toutes les fois que l'ordre a été renversé elles tendent à le rétablir. (Cl. Bernard.)

Un fait constaté par tous les vrais observateurs, c'est que la même puissance qui préside au maintien de la santé, tend dans quelques maladies surtout aigues, à rétablir l'équilibre rompu et à ramener l'ordre et le rythme naturel dans les fonctions organiques bouleversées. Rame-

règne animal qu'aux degrés les plus élevés de l'échelle des êtres, aussi bien chez le polype que chez l'homme, il y a à la conservation de l'organisme, à la restauration des solides, des liquides, des forces, une tendance fatale, aveugle, que le résultat en soit utile ou même nuisible (1).

CHAPITRE III.

INDUCTION.

« Si l'on considère avec attention la série des objets de même nature, on aperçoit entre eux et dans leurs changements, des rapports qui se manifestent de plus en plus à mesure que la série se prolonge, et qui en s'étendant et se généralisant sans cesse, conduisent enfin au principe dont ils dérivent.

« Mais, souvent, ces rapports sont enveloppés de tant de circonstances étrangères, qu'il faut une grande sagacité pour les démêler et pour remonter à ce principe; c'est en cela que consiste le véritable génie des sciences. C'est à ce moyen fécond que j'ai donné le nom d'induction. » (Laplace, *Essai philos. sur les probabilités*).

née à ses éléments constituants, on voit qu'elle embrasse l'ensemble des actes organiques au moyen desquels certaines maladies guérissent sans le secours de la médecine. (Bouillaud, loc. cit. IIIe partie, ch. VI.)

(1) Chez les animaux supérieurs en effet, ne voit-on pas trop souvent le travail de consolidation des fractures, de cicatrisation des plaies, de migration des abcès, au lieu de produire un résultat utile, déterminer des difformités telles qu'elles exigent les interventions de l'art chirurgical ou persistent à l'état d'infirmités incurables.

« La bonne science expérimentale ne peut se faire qu'avec le double concours des faits bien observés, qui représentent les matériaux scientifiques et du raisonnement qui les élabore, les interprètes et les coordonne. » (Cl. Bernard, *loc. cit.*, p. 485.)

C'est dans la voie de l'induction que nous allons entrer en abordant ce chapitre. Or, comme le dit Cl. Bernard : « ce n'est pas dans l'observation des phénomènes, c'est dans l'induction qu'est le grand écueil de la méthode expérimentale. » Aussi, à chaque pas que nous ferons en avant, nous appellerons toujours à notre aide la vérification expérimentale, de peur que notre esprit ne s'égare en oubliant la réalité pour suivre l'hypothèse.

1° *Rapport entre la loi de la conservation de l'organisme et le système nerveux.*

« A mesure que l'on s'élève dans l'échelle animale, on voit le système nerveux se développer, se perfectionner de plus en plus et l'on constate en même temps que les maladies deviennent de plus en plus fréquentes, qu'elles se manifestent sous des formes de plus en plus variées et sont d'une nature de plus en plus compliquée. — On sait qu'à lui seul, l'homme présente un plus grand nombre de maladies que tous les autres animaux pris ensemble. » (Cl. Bernard, *loc. cit.*, p. 30).

Or, ce n'est pas là une simple coïncidence, mais bien une relation de cause à effet.

Entre les mains de Cl. Bernard, la pathologie expérimentale est arrivée, au moyen de la blessure savante des nerfs, à produire à volonté des lésions dans les organes commandés par ces nerfs.

En opérant sur le plexus lombaire, Cl. Bernard est

arrivé, suivant les troncs lésés, à produire tantôt la diarrhée, tantôt la dysentérie avec tout leur cortége anatomo-pathologique habituel, il a même provoqué la péritonite aiguë avec toutes ses conséquences (épanchement séreux, fausses membranes, pus dans la cavité péritonéale).

En agissant sur le nerf pneumo-gastrique, il a produit tantôt la pneumonie, tantôt la pleurésie ou la péricardite.

Chacun sait que l'inanition a sur le système nerveux une puissance de dépression remarquable.

Privé de nourriture, l'animal descend graduellement dans l'échelle, et finit par acquérir des propriétés plus ou moins éloignées de celles de son état primitif.

Ainsi une dose de strychnine qui tue immédiatement un animal à l'état d'abstinence, n'agira qu'après un certain laps de temps sur un autre animal en état de digestion.

Une tourterelle privée de nourriture pendant plusieurs jours, tombe immédiatement à la moindre excitation douloureuse, quand, par exemple, on lui pince une patte.

Lorsqu'on soumet des lapins à l'inaction absolue, la vie se prolonge habituellement de 15 à 20 jours, mais, lorsqu'on a coupé d'avance certains filets du grand sympathique, ces animaux privés de nourriture succombent en peu de jours à des inflammations aiguës des viscères placés sous l'influence des rameaux nerveux qui ont été divisés.

« J'ai injecté une solution aqueuse de curare dans les veines de deux lapins, dont l'un était depuis longtemps à jeun, tandis que l'autre était régulièrement nourri. Pour empoisonner l'animal à jeun, il fallut une dose plus forte d'un tiers que pour tuer le sujet bien nourri. Il est évident que pour l'animal en pleine digestion cette plus grande susceptibilité, doit se rapporter à l'activité du système nerveux. (Cl. Bernard, *loc. cit.*, p. 34.)

Le froid a sur le système nerveux une action pareille à celle de l'inanition.

A une température basse, les animaux à sang froid deviennent de moins en moins sensibles à l'action de certains poisons. Une plus forte dose de strychnine est nécessaire pour tuer une grenouille en hiver qu'en été.

Par l'action combinée de l'inanition et du froid on arrive à des résultats plus directs encore.

« Je me proposais, dit Cl. Bernard, de pratiquer certaines expériences sur des animaux soumis pendant longtemps à l'inanition. J'avais donc laissé des chiens ayant préalablement servi à des opérations sur le nerf sympathique sans nourriture pendant plusieurs jours, mais, au moment de l'apparition du froid, ces animaux succombèrent d'une manière inattendue ; à l'autopsie on trouva chez le premier une pneumonie, chez le second une pleurésie et une entérite chez les deux derniers. On s'assura que placés dans des conditions antérieures identiques, ces animaux avaient été frappés de maladies entièrement différentes et correspondant aux régions dans lesquelles le sympathique avait été lésé. » (Cl. Bernard, *loc. cit.*, p. 30).

Ainsi donc, on le voit, il existe entre l'influence nerveuse et l'influence morbide une relation directe ; plus la force nerveuse sera grande, plus la prédisposition aux maladies sera faible.

En d'autres termes, plus le système nerveux sera vigoureux, plus la loi de la conservation de l'organisme aura de vigueur; plus le système nerveux sera débilité, plus la loi de conservation de l'organisme sera débile.

Il existe donc entre le système nerveux et cette loi, un rapport direct, que l'on pourrait peut-être expliquer par le passage suivant de Cl. Bernard :

« La modification incessante de la composition chimique du sang est l'une des conditions les plus essentielles de la vie. En effet, chargé de réparer les pertes journalières de l'économie et de renouveler les éléments de tous les tissus, le sang peut se comparer à un torrent qui se répand continuellement au dehors, et, reçoit à chaque instant de nouveaux affluents pour combler ses dépenses; or les transformations qu'il subit seront d'autant plus rapides, que les puissances vitales auront plus d'énergie. Il en est surtout ainsi chez les oiseaux, qui, parmi les êtres animés, sont ceux dont la vie offre le plus d'intensité. Chez eux, le mouvement incessant de la circulation est donc encore plus indispensable que chez tous les autres animaux : chez eux, le sang ne peut s'arrêter un seul instant sans acquérir presque aussitôt des propriétés septiques. Si, chez un mammifère ou chez un oiseau vous liez les vaisseaux nourriciers d'un muscle, dans vingt-quatre heures, il sera transformé en une masse putride. Pour déterminer une semblable altération chez un batracien, il faudrait un espace de temps beaucoup plus considérable.

« Or, de même que le système nerveux préside à toutes les fonctions de locomotion, de même il intervient dans toutes celles du mouvement des liquides.

« Aussitôt que la circulation languit, la composition

chimique du sang se trouve exposée à de profonds changements. Si donc, un animal étant donné, nous voulons le prémunir contre le curare ou d'autres poisons de la même espèce (névrosthémiques) il faut le débiliter; si nous voulons au contraire le préserver des affections contagieuses, il faut relever ses forces et exalter ses propriétés vitales par tous les moyens possibles.

« Les prédispositions pathologiques doivent donc être considérées comme des conditions physiologiques spéciales qui, dans la majorité des cas, dépendent du système nerveux, et la médecine aurait accompli un progrès immense, s'il était possible de prévoir dans l'état de santé les diverses prédispositions morbides et de prédire ainsi l'approche du danger (1). (Cl. Bernard, *loc. cit.*, p. 36 et 32.)

2° *Rapport entre le système nerveux et la fièvre.* — Et d'abord qu'est-ce que la fièvre?

La fièvre est une élévation anormale et durable de la température.

« Telle est, dit M. Jaccoud, la rigueur et stricte justesse de cette définition, qu'elle peut être renversée sans rien perdre de son exactitude et être exprimée sous cette autre forme : tout individu dont la température subit un accroissement durable a la fièvre. » (Jaccoud. *Tr. de path. int.*, t. I, p. 72.)

Or, « les conditions dans lesquelles le niveau de la

(1) Un médecin de l'armée russe qui avait inventé un nouveau sphygmographe et qui l'avait appliqué à l'étude de diverses maladies, prétendait avoir constaté pendant une épidémie de choléra une faiblesse particulière du pouls qui se manifestait plusieurs jours avant l'explosion de la maladie chez ceux qui devaient en être atteints (Cl. Bernard

température peut s'élever d'une façon durable sont de deux sortes : d'une part les conditions physiques, c'est-à-dire celles qui tiennent au calorique lui-même, à son équilibre chez l'être vivant, aux combustions organiques ; de l'autre, les conditions que j'appellerai volontiers dynamiques, c'est-à-dire celles qui tiennent au système nerveux. » (Weber. *Des conditions de l'élév. de la temp. dans la fièvre*, p. 9.)

1° *Conditions physiques.* — Un grand nombre de théories ont été mises en avant par divers auteurs pour appliquer les conditions physiques de l'élévation de la température. Les plus connues sont celles de Cl. Bernard de Marey, de Traube, de Leyden.

A. *Théorie de Cl. Bernard.* — Cl. Bernard a trouvé qu'après la section du filet anastomotique des ganglions cervicaux supérieur et inférieur, survenait aussitôt une élévation de température dans le côté correspondant de la tête.

S'appuyant sur ce fait, Cl. Bernard suppose une influence particulière du sympathique sur les vaisseaux et sur la calorification.

A. *Théorie de Marey.* — « L'élévation de la température sous l'influence de la fièvre consiste bien plutôt en un nivellement de la température dans les différents points de l'économie, qu'en un échauffement absolu.

La chaleur augmentée dans la fièvre porte principalement sur la périphérie du corps, ce qui prouve qu'elle consiste surtout en un nivellement de la température sous l'influence d'un mouvement plus rapide du sang.

La chaleur fébrile est assimilable à celle qu'on produit dans un organe par la section des nerfs du grand sympathique, seulement le phénomène de la dilatation des vaisseaux étant pour ainsi dire généralisé dans toute l'économie, l'échauffement qui en résulte se généralise également pour toutes les régions superficielles du corps. » (Marey. *Physiol. de la circulation du sang*, p. 361-363.)

B. *Théorie de Traube.* — « L'élévation thermique avec tous les autres phénomènes de la fièvre, est provoquée de la façon suivante : sous l'influence exercée par la cause pyrétogène sur le système nerveux vaso-moteur (influence que je crois de nature excitante), les muscles vasculaires qui sont comme on le sait surtout développés dans les artérioles et dans leur ramuscules, se contractent énergiquement. Le rétrécissement relatif de ces petits vaisseaux doit avoir une double conséquence : la quantité de sang que les capillaires reçoivent du système, diminue dans un temps donné, mais, en revanche, la pression sur la surface interne de ces vaisseaux extrêmement ténus devient plus forte. Le premier de ces effets a pour résultat (avec un moindre apport d'oxygène aux tissus) une réfrigération plus faible du sang par voie de transmission et de rayonnement périphérique, une transsudation moins grande du plasma sanguin qui s'exhale à travers les parois vasculaires, sous l'influence de la pression artérielle, et qui fournit à chaque tissu les éléments de leur nutrition en dehors de l'oxygène et, en particulier aux appareils sécréteurs, les matériaux qu'ils doivent élaborer. L'approvisionnement d'eau, diminué dans les couches superficielles de la peau et de la muqueuse respiratoire, entraîne nécessairement une diminution dans l'évaporation et telle est la deuxième cause de la moindre réfrigération du corps. (*Allgemein. medic. central Zeitung*, t. XXXII, n° 32, 54, 102.)

Théorie de Leyden. — « La perte thermique est augmentée dans la fièvre, tant avec une température constante que quand il y a abaissement ou élévation.

L'augmentation de la production thermique est par conséquent indubitable. Quand la fièvre est extrêmement forte, la perte thermique est de moitié et même du double plus grande qu'à l'état normal. Cette perte est à son maximum dans *le stade critique* avec une température qui s'abaisse rapidement; elle peut en effet dépasser de 2 à 2 fois 1[2 jusqu'à 3 fois celle de l'état normal. Cette défervescence se produit toujours à la suite de sueurs abondantes et d'évaporation aqueuse, tandis que dans la période ascendante de la fièvre, on ne trouve pas cette transpiration même dans les points de la peau, recouverte d'un enduit imperméable. (*Deutsch. Archiv.*, t. II, p. 273.)

En résumé, la plupart des auteurs dont nous venons d'exposer les théories sont d'accord pour admettre que la chaleur fébrile a pour origine la combustion des éléments organiques, celle des produits hydro-carburés, de l'albumine de la fibrine, des globules sanguins, en un mot, une origine qui n'est autre que celle de la chaleur normale (Hirtz). Seulement, au lieu d'une oxydation lente et graduée on a une combustion sus-activée d'où : chaleur fébrile, résidus accumulés dans le sang ou éliminés par les urines et la respiration, d'où enfin l'usure consécutive des éléments et tissus de l'organisme.

Où le désaccord commence entre les auteurs, c'est quand ils cherchent à expliquer comment s'allume, comment s'entretient et s'éteint cette combustion.

Voyons si l'étude des conditions dynamiques de la fièvre nous permettra de trouver la solution de ce problème.

2° *Conditions dynamiques.* — L'augmentation de production du calorique est, comme nous venons de le dire, une des conditions de la fièvre, mais cette augmentation ne suffit pas à elle seule pour caractériser la fièvre.

En effet, prenons pour exemple l'exercice musculaire : « Nous savons actuellement que le travail mécanique n'est que de la chaleur transformée; nous savons même, grâce aux patientes recherches de M. Hirn, que nous ne pouvons pas utiliser, pour la transformer en travail, toute la chaleur que nous produisons à cet effet, nous n'en utilisons guère que 12 p. 100 comme nos bonnes machines à feu; les 88 p. 100 qui restent demeurent à l'état de chaleur et servent à nous réchauffer. Cependant, l'exercice musculaire n'élève pas notre température d'une façon durable. Quelques instants après le plus violent exercice où nous avons produit jusqu'à 6 ou 8 fois la quantité normale de chaleur, notre température est revenue à son niveau habituel après une crise de sueur qui nous a débarrassé du trop plein de notre calorique. (Weber, *loc. cit.*, p. 39).

Nous pourrions encore choisir, pour exemple, l'action de se placer dans un bain très-chaud ou dans une étuve humide. Par ces moyens, nous arrivons à faire monter notre température, mais dès que nous sortons du bain elle redescend à son niveau normal.

Force nous est donc d'admettre qu'il y a dans la fièvre un élément qui après avoir élevé notre température, la maintient au-dessus du niveau normal.

Or, « tout niveau normal, tout niveau constant est obtenu par une compensation des profits et pertes. Si notre température doit rester la même, il faut que constamment nous perdrions autant de chaleur que nous en produisons. Si la production augmente, ou diminue, il faut que la dépense augmente ou diminue dans la même proportion ou réciproquement. » (Weber, *loc. cit.*)

La solution de ce problème est une des plus difficiles de la physiologie.

Des expériences instituées par Hendenhain (1), par Tcheschichin (2), pas Bruch et Gunter (3), de certains cas pathologiques observés et analysés par Brodie (4), Bilroth (5), Quincke (6), on peut avec Weber déduire les conclusions suivantes :

1° *Cerveau.* — L'excitation du bord antérieur du pont de Varole n'a aucune influence sur la température. Quand le cerveau est séparé de la moelle, les irritations de cette dernière ont encore une influence sur la température;

(1) Voyez thèse de Weber, p. 44.
(2) Id. p. 51.
(3) Id. p. 52.
(4) Id. p. 56.
(5) Id. p. 56.
(6) Id. p. 56.

ce n'est donc pas dans le cerveau qu'est situé le centre calorifique.

2° *Moelle allongée.* — Les excitations passagères des nerfs périphériques par leur action sur la moelle allongée et les excitations passagères de la moelle allongée elle-même abaissent la température. Les excitations prolongées ou continues des nerfs périphériques (clou dans le sabot d'un cheval. Cl. Bernard) et les excitations continues de la moelle allongée (aiguilles enfoncées, section) amènent une élévation de température.

3° *Moelle cervicale.* — Les solutions de continuité de la moelle cervicale amènent tantôt une élévation de température, tantôt un abaissement. L'élévation n'est constante que quand on limite le chiffre des pertes.

C'est donc dans la moelle allongée et peut-être dans la moelle cervicale que se trouve l'appareil régulateur de la chaleur.

Or, dans la fièvre, ce serait cet appareil qui serait paralysé et avec lui serait paralysée l'action compensatrice et modératrice des nerfs vaso-moteurs (Traube), puisque ces derniers partent de la moelle allongée (Schiff).

Evidemment, les phénomènes sont ici si complexes et les facteurs qui les produisent si multiples, qu'il ne convient pas de donner à ces conclusions une forme absolue.

Néanmoins, acceptée à titre d'hypothèse, cette théorie qui, somme toute, a beaucoup de vrai, expliquerait parfaitement « la *naissance* instantanée, le *développement* souvent si prompt et le *déclin* parfois si rapide de la chaleur fébrile, sa *disparition* subite par l'emploi de certains moyens (quinine, digitale, vératrine, etc.), sa *durée* malgré la diète, les rafraîchissants et les spoliations : faits qui tous détournent de l'idée d'un *acte spontanément et primitivement chimique* et indiquent une *cause active* qui allume et éteint la combustion. (Hirtz.) »

A la défervescence, quand la fièvre cesse, la chute de la température est toujours le premier phénomène que l'on observe, c'est donc le centre modérateur qui a repris sa fonction ; après seulement vient l'évacuation dite critique, soit d'urine, soit de sueurs, que l'on peut rattacher à des phénomènes de circulation.

« Les considérations montrent avec la plus grande netteté le rôle du système nerveux dans la production et surtout dans la distribution de la chaleur ; là, où par une cause quelconque directe ou réflexe le système nerveux suspend son action, le sang afflue apportant avec lui et simultanément produisant la chaleur ; que si au contraire l'action s'exagère, les vaisseaux se resserrent et la température s'abaisse localement.

« Elles ont une valeur immense, non-seulement au point de vue de la physiologie, mais encore en tant qu'elles sont la confirmation et comme le complément de ce que l'induction clinique permet d'établir.

« Ainsi, l'influence des maladies cérébrales et rachidiennes pour modifier le cours ordinaire de la température fébrile, celle du tétanos pour produire la chaleur jusque dans la mort ; la fièvre provoquée par le cathétérisme, l'action anti-fébrile des agents qui influencent le système nerveux (digitale, quinine, vératrine, etc.), enfin l'apparition et la disparition si rapide de la fièvre toutes ces raisons tendent à confirmer l'intervention du système nerveux dans le mouvement fébrile.

« Le système nerveux se présente donc à nous comme le régulateur de la température animale. C'est lui qui tient la balance égale d'un côté entre la production de chaleur par modification chimique du sang et des tissus, oxydation, respiration, etc., et d'un autre côté entre la perte de chaleur par contact, rayonnement, évaporation, travail mécanique, variations du milieu cosmique, etc. (Hirtz.)

CHAPITRE IV.

FORCE.

Grâce à l'étude par induction qui précède, nous allon pouvoir aborder la nature intime de la défervescence et donner une définition rationnelle qui en sera directement déduite.

Dire avec les anciens que la crise est « l'œuvre de la nature triomphant de la cause morbide et l'expulsant, » c'est exprimer un *résultat* par une *image*. Dire que la crise de la fièvre c'est « la chute de la température, » c'est exposer un *fait* et non une *cause*.

L'élévation de la température, il est vrai, est une des conditions fondamentales de la fièvre, mais, évidemment, ce n'en est point la cause, car, produite seulement par les combustions organiques, elle ne pourrait pas paraître et disparaître si rapidement et d'ailleurs la combustion peut augmenter sans produire la chaleur fébrile.

« Il y a donc une autre cause qui allume et supprime la chaleur fébrile. Cette cause (1), c'est la modification de la fonction qui régularise et diffuse la chaleur dans l'économie, et la défervescence consisterait surtout dans le *retour et la constitution de la modalité nerveuse normale.* » (Hirtz,)

(1) Vouloir expliquer dans l'état actuel de la science tous les phénomènes physiologiques et pathologiques par une différence dans l'arrangement de la matière chez les êtres vivants, c'est en beaucoup de circonstances se placer dans l'hypothèse. Frappés de tout ce qu'il y avait de conjectural et d'insuffisant dans cette explication, plusieurs auteurs admettent que dans toute maladie, le premier mobile du désordre réside dans les forces mêmes qui dirigent les actes de toute molécule vivante et dont les organes mêmes ne semblent être que les instruments.

Puisque chez l'homme l'accomplissement de ces actes paraît être sous la dépendance du système nerveux, on peut *par hypothèse.* regarder chez lui ce système comme le siége et le dépositaire de la force vitale. Par hypothèse encore on peut admettre pour une plus commode explication des faits, que dans les centres nerveux se forme un fluide qu'on appellera nerveux, vitral, lectro-vital et qui représentera la force inconnue par laquelle les centres tiennent sous leur dépendance tous les organes. (Andral. Précis d'anatomie pathologique, t. I, p. 571.)

On voit par ce passage que M. Andral admet l'existence de lésions qui ne tombent pas sous nos sens bien qu'il les ait placées dans le domaine de l'anatomie pathologique.

Quant à l'hypothèse qu'il imagine pour expliquer ce genre de lésions, j'ai avancé moi-même ailleurs, qu'elle n'était pas plus admissible que celle adoptée par les physiciens pour expliquer les phénomènes électro-magnétiques. Ainsi en dernière analyse, nous ne pouvons connaître autre chose que les phénomènes et les lois qui les régissent ; quant aux forces qu'on imagine pour expliquer les phénomènes de la science de la vie, ce n'est réellement que par une espèce de foi physiologique et non d'après l'expérience directe qu'on peut en admettre l'existence, mais ce qu'il y a de bien certain, c'est qu'elles ne se revèlent à nous que sous l'apparence de l'organisation et que la destruction de celle-ci entraîne celle de tous les actes dits vitaux.

Quelle soit la part des lésions d'origine dignamico-vitale, il n'en est pas moins de la dernière importance de connaître les conditions matérielles proprement dites et en quelque sorte passives.

S'il existe un principe vital essentiellement différent des forces phy-

Cette définition du professeur de Strasbourg se rapproche beaucoup de la définition donnée par MM. Hardy et Béhier.

« Cette terminaison des maladies par les crises est simplement l'effet du rétablissement des fonctions arrêtées ou suspendues par le fait de la maladie laquelle en cessant permet le retour de l'état normal. (Hardy et Béhier. *Path. ini.*, t. I, p. 121.).

Nous sommes maintenant arrivés aux confins de la méthode expérimentale.

Nous avons successivement satisfait à l'exposé des données que nous avons tracé dans notre plan, savoir :

Observer les phénomènes de défervescence.

Trouver la loi qui les régit. Expérimenter cette loi;

Arriver par induction à la force qui domine la loi.

Resterait une quatrième étape à parcourir. Il s'agirait de définir l'essence (1) même de cette force en montrant « quelle est l'étincelle qui allume le foyer fébrile en frappant en même temps le foyer régulateur, quel est l'agent qui éteint ce foyer fébrile et revivifie le foyer régulateur en passant par les phases diverses des phénomènes critiques. (Hirtz.)

Nous nous garderons bien de nous engager sur ce terrain qui est le terrain des causes premières, car nous touchons aux limites dont parle Bacon : « Quand on

siques, c'est dans le système nerveux qu'il faut leplacer (Bouillaud, loc. cit. p. 267, p. 258.)

(1) Certe, il existe en dehors des conditions matériellement saisissables, une influence, une force qui modifie, dirige et règle les divers actes de l'organisme. Mais, encore une fois, cette force nous est inconnue et l'appeler force vitale ou la placer dans la force nerveuse, force absolumeut inconnue : c'est laisser laquestion à son même point d'obscurité. (Hardy et Béhier. Path. nt. t. I, p. 157.)

cherche le pourquoi des choses, on finit par arriver à une cause sourde qui ne répond plus à nos questions. »

COROLLAIRES.

1° Les phénomènes de défervescence ont pour base l'observation. C'est ce qui fait qu'ils ont été admis par les observateurs de tous les temps et de tous les pays, quelle que soit la secte à laquelle ils aient appartenu.

2° Ils sont régis par la loi de la conservation de l'organisme, loi reposant sur les données rigoureuses de l'expérimentation.

3° L'induction permet de remonter jusqu'à la force première résidant probablement dans le système nerveux et qui tient la loi sous sa dépendance immédiate.

4° Ce n'est point une *force mystérieuse*, une sorte de *providence intérieure*, *nature médicatrice* (Hippocrate, Galien), *archée* (Van Helmont), *âme* (Stahl) *principe vital* (Barthez), *se révélant* dans l'état de maladie, *agissant* avec intention et raisonnement, *provoquant* la manifestation d'actes de la vie organique et les *dirigeant* vers un but déterminé.

5° Cette force est purement et simplement la même qui dans l'*état hygide* préside au rhythme naturel des fonctions et à l'intégrité des organes, et qui dans l'*état morbide* tend à rétablir l'équilibre rompu des fonctions bouleversées et à réparer les altérations organiques.

6° Si, dans la maladie, elle est masquée pour ainsi dire et rejetée pour un instant dans l'ombre, dès que *l'occasion* se présente, elle déchire le voile et se montre de nouveau.

7° Le rôle du médecin dans les maladies aiguës fébriles consiste justement à *saisir* cette occasion, quelquefois à la faire *naître* et à en tirer parti à l'aide des agents, à l'aide des médicaments appropriés, bien loin de consister dans la contemplation inerte, la surveillance passive *des forces naturelles curatrices, qui jouissant de ressources illimitées rendent superflus les secours de l'art* (1).

8° En dernière analyse les phénomènes de défervescence ne sont que des *phénomènes physiologiques* modifiés, et « ce que les anciens ont connu sous le nom de force médicatrice n'est rien autre chose que la manifestation du *principe physiologique* lui-même. Le pouvoir mystérieux attribué à la nature s'explique aisément par les *ropriétés normales* qui continuent à subsister pendant la maladie. » (Cl. Bernard).

« En un mot, les crises pour nous ne sont autre chose qu'une modification des évacuations normales. » (Bouillaud).

Qu'il nous soit permis de citer les lignes suivantes empruntées à Burdach, elles serviront de conclusions à nos corollaires :

« Il est impossible de croire que cette force médicatrice soit une force spéciale, mise en réserve pour les cas de nécessité, dont l'action ne se développe que pendant la maladie et qui reste complètement inerte dans l'état de santé. En effet, lorsque nous y regardons de plus près, nous voyons qu'elle n'est qu'une branche d'une force qui règne pendant toute la vie et ne s'éteint jamais.

(1) La nature a le pouvoir de rétablir la santé sans aucun secours étranger (Van Helmont.)

« Chez l'homme en santé, les substances étrangères ntroduites dans le sang sont éliminées du corps, l'éjection se fait exactement pareille à l'injection; l'inégalité résultant des variations dans les quantités des différentes sécrétions s'efface d'elle-même, l'équilibre se rétablit par les efforts combinés de la sympathie et de l'antagonisme, et, de cette manière, la vie se manifeste partout comme conservation de soi-même et par soi-même.

« Mais, la force médicatrice de la nature, n'est autre chose que la manifestation de cette conservation de soi-même dans les cas où la vie court des dangers soit partiellement, soit en totalité. La force constamment active ne fait alors que déployer une plus grande énergie nécessaire pour triompher de l'obstacle que rencontre sa marche uniforme et tranquille. » (Burdach, *Physiologie*, t. VIII, page 528, trad. Jourdan).

DEUXIÈME PARTIE

CHAPITRE PREMIER

PATHOGÉNIE

La défervescence, avons-nous dit, en arrivant à notre définition par la méthode expérimentale, est « le retour et la constitution de la modalité nerveuse normale. »

Nous allons, dans ce chapitre, développer cette définition, la compléter et entrer par conséquent dans le cœur même de notre sujet.

En dernière analyse, l'être animé peut être assimilé à « une machine consommant du combustible et produisant principalement de la chaleur et du travail. Pour y arriver, il fait comme les machines du même ordre, il emprunte à des matériaux des forces que de l'état potentiel ou de tension il fait passer à l'état effectif ou libre. En d'autres termes, le mode de groupement des molécules, lorsqu'elles sont introduites sous la forme d'aliments dans le corps de l'animal, exige plus de force de tension que celui qu'elles présentent lorsqu'elles en sortent; la différence rendue libre par l'animal devient selon les circonstances : chaleur, électricité, lumière, etc., ou travail mécanique.

« C'est ainsi que dans le foyer d'une machine à vapeur le conflit de l'oxygène et du combustible donne naissance à une quantité déterminée de chaleur qui, à son tour, par une transformation aujourd'hui bien connue, devient partiellement du mouvement. » (Paul Bert, *In Dict. Jaccoud.* Art. *Chaleur.*)

Toutefois, les choses ne se passent pas aussi simplement dans un corps vivant que dans une machine à vapeur. Entre les deux termes d'entrée et de sortie, les matériaux traversent une série très-complexe non-seulement d'actes physiques et chimiques, mais encore d'actes biologiques qui ont sur eux une influence considérable.

Cette série d'actes est à peu près résumée dans le tableau suivant :

- Constitution du milieu atmosphériq.
  - physique.
    - Influence de l'air, de l'eau et des lieux.
    - Climats, saisons, heures.
    - Etat électro-magnétique.
    - — thermométrique.
    - — barométrique.
    - — hygrométrique.
    - Rayonnement (à la surface du corps).
    - Evaporation (du liquide sécrété).
  - chimique.
    - Oxydations.
    - Hydratations.
- Constitution de l'individu.
  - Races, espèces, tempéraments.
  - Volume.
  - Age.
  - Sexe.
  - Profession, genre de vie, état moral.
  - Menstruation, incubation, gestation, couches, lactation.
  - Aliments. / Boissons. / Vêtements. — Quantité et qualité.
  - Travail ou repos.
  - Veille ou sommeil.

Quoi qu'il en soit, s'il est vrai que l'on puisse définir l'animal, une machine produisant de la chaleur pouvant se transformer en équivalent mécanique, on voit de quelle importance doit être pour le physiologiste l'étude de la température normale, et pour le médecin la température anormale.

« Il est remarquable que ce soient précisément ces variations thermiques ou, en d'autres termes, la fièvre que les anciens aient pris pour objet constant d'observation et de méditation.

« Moins préoccupés et moins guidés que les modernes par les lésions locales, ils avaient porté toute leur attention et concentré toutes les facultés de leur esprit sur les phénomènes fébriles et sur leur signification. La médecine moderne trop fière peut-être de ses conquêtes dans le champ de l'anatomie pathologique, crut trouver dans la lésion locale une explication suffisante de la scène morbide; elle ne vit dans la fièvre qu'un fait secondaire, qu'une banalité et un accessoire devant toujours céder la place à la domination de la lésion locale. » (Hirtz, *In Dict. Jaccoud*. Art. *Fièvre*).

Or, la fièvre n'est pas seulement un symptôme, elle n'est pas seulement une complication, elle est plus que cela, c'est l'extension de la maladie quand elle est liée à une lésion d'organe (Virchow), c'est la lésion elle-même quand elle est primitive ; ce n'est pas seulement un danger, elle est le danger lui-même. (Waschmuth.)

En effet :

1° Nombre de fois la chaleur morbide s'établit sans qu'il y ait encore de localisation organique appréciable. Souvent aussi la défervescence survient quand les signes d'altérations viscérales profondes se manifestent encore et persistent même après le retour de la chaleur à l'état physiologique.

« Combien de fois ne m'est-il pas arrivé de continuer à trouver par l'auscultation les signes parfaitement caractéristiques d'une hépatisation pulmonaire, alors que depuis plusieurs jours déjà, toute fièvre, toute apparence de participation de l'économie à l'affection du poumon avait complètement disparu, et à tel point que sans l'auscultation on aurait pu croire la maladie tout à fait terminée. C'est qu'elle l'était dans ce sens, que l'altération du poumon n'était plus que le résultat presque sans importance, dès lors que la fièvre s'était arrêtée. » (Andral).

« Constatons que la fièvre une fois vaincue, la maladie locale livrée à elle-même s'arrête d'abord et se résout définitivement en quelques jours sans récidive comme aussi sans malaise, car dès le lendemain ou le surlendemain de la défervescence, on voit se promener dans les salles des malades qui mangent de bon appétit tout en offrant encore les signes physiques de la pneumonie. » (Hirtz, *In Dict. Jaccoud*. Art. *Digitale*, page 550.)

Ces faits, en prouvant l'autonomie de la fièvre, nous ne voulons pas dire son indépendance, éclairent la nature de ses relations avec certaines phlegmasies et surtout tracent la voie d'un traitement rationnel et efficace. (Hirtz.)

Ils sont en parfait accord avec l'idée hippocratique que la maladie, indépendamment de l'organe qu'elle affecte et de la forme qu'elle revêt, est quelque chose qui a sa marche, son développement, sa terminaison.

2° Dans certaines affections fébriles aiguës, à l'autopsie, on ne trouve aucune lésion.

3° En dehors des altérations et des sécrétions, il y a des lésions de solides qui peuvent être considérés comme l'effet direct de la chaleur fébrile.

Andral et Louis ont montré que dans les fièvres graves, la rougeur, la sécheresse, l'altération de la langue, de la muqueuse buccale et pharyngo-laryngée et même certaines érosions de la muqueuse gastro-intestinale doivent être rangées dans cet ordre.

Dielt a signalé comme appartenant à ce même genre, de faits la destruction de la muqueuse et du périoste palato-nasal ainsi que des gangrènes et ulcérations cutanées.

Zeuker, Kuhne et autres, ont montré le tissu musculaire subissant de profondes altérations régressives sous l'influence de la température élevée.

Schelske dans les mêmes conditions, a constaté expérimentalement la diminution de l'irritabilité des muscles et du cœur et Herlen, celle de l'excitabilité des nerfs, ce qu'il attribue à la fonte de leurs éléments graisseux.

Liebermester, rappelant quelques-uns de ces faits et y ajoutant ses propres recherches, établit que chez les individus morts de fièvres graves à température élevée (typhus, scarlatine) on trouve généralement des altérations parenchymateuses simultanées du foie, des reins et de la rate et surtout du cœur et des muscles, des ramollissements caractérisés par une dégénérescence graisseuse des éléments cellulaires et des fibres primitives. Ces lésions, selon lui, ne peuvent être que le résultat de la température élevée, seul élément morbide prédominant.

L'excès de la température, selon le professeur de Bâle, agit en altérant la substance musculaire du cœur et des vaisseaux et en produisant ainsi une paralysie de la circulation. La *malignité* dans les fièvres n'est pour lui autre chose que l'effet destructeur de la température trop violente sur les éléments des tissus.

« Nous ne donnerons pas à ces faits, dit le professeur Hirtz, auquel nous avons emprunté les lignes précédentes, une interprétation aussi absolue que celle de Liebermeister, refuser aux autres éléments de la maladie et notamment à l'altération infectieuse (1) du sang et à la modalité individuelle du système nerveux, leur part dans les troubles organiques, ce serait manquer à l'observation clinique. »

Mais, il n'en est pas moins vrai que « comme phénomènes constatables c'est la chaleur exagérée qui est l'essence capitale de la fièvre, c'est la chaleur qui est la cause productive de ses ravages, Galien l'avait déjà dit : « Calor præter naturalis substantia febrium. » et les noms donnés par les Grecs et les Latins ne signifient pas autre chose. » (Hirtz.)

Quoi qu'il en soit, à l'aide d'agents appropriés, on peut obtenir artificiellement une copie de la défervescence, copie en tout point semblable au tableau d'après nature que nous avons tracé au chapitre I (première partie).

(1) Le sang altéré dans sa composition et dans sa pression, trouble les organes dans leurs tissus et dans leurs fonctions, opprimant ou surexcitant le système nerveux, précipitant le pouls et la respiration, altérant ou suspendant les sécrétions, (Hirtz etc.)

Supposons, avec Hirtz, une pneumonie au premier ou deuxième jour du stade pyrogénétique.

On administre au malade la digitale en infusion (30 à 90 centigr. feuilles de digitale en poudre 0/0) par cuillerée à bouche d'heure en heure,

Vingt-quatre ou trente-six heures après on observe les phénomènes suivants :

1° *Chute de la température.* — Elle s'annonce d'abord par l'exacerbation du soir, puis le lendemain on trouve que la température a baissé de 2° à 3° (de 40° à 36°,5.)

Ceux qui ont cherché à préciser l'heure propice de cette défervescence la placent généralement à la première moitié de la nuit. (Thomas.)

Une fois commencée, la défervescence digitalienne semble marcher plus rapidement que la crise naturelle de la pneumonie et après quelques heures, le pouls et la température atteignent et dépassent même en moins le chiffre physiologique; la fièvre est définitivement vaincue.

2° *Chute du pouls.* — Il devient d'abord ondulant, puis irrégulier, intermittent, s'accélère même par instants par les mouvements du malade, puis se ralentit définitivement en devenant plus fort et plus plein. Le ralentissement le ramène ordinairement au-dessous de 60 pulsations. Il atteint en quelques heures son minimum qui est souvent de 40 ou de 50 pulsations et s'y maintient pendant un certain temps malgré la suspension du remède.

3° *Du côté de la lésion.* — Au moment de la chute artificielle de la fièvre, la maladie persiste encore avec tous ses caractères, matité, souffle, râles, et cependant, chose digne d'attention, le malade n'a plus d'oppression et éprouve un véritable sentiment de soulagement.

A partir de ce moment l'hépatisation s'arrête dans ses progrès. La résolution se fait en quelques jours, pendant lesquels, l'évolution régressive s'annonce avec son cortége de signes physiques.

4° *Phénomènes critiques.* — La défervescence, par la digitale dans la pneumonie, s'accompagne à peu près des mêmes phénomènes critiques que ceux qu'on observe sans le décours normal :

1° Apparition d'une sueur profuse, généralisée, abondante ou modérée. Cette sueur est chaude sur les parties couvertes, un peu fraîche sur les mains et la figure, froide même quelquefois quand la défervescence a été brusque et intense.

2° Les urines sont plus abondantes et plus fréquemment excrétées, elles présentent en un mot les caractères que nous indiquons au chapitre suivant.

3° Les déjections alvines sont également plus abondantes, elles sont molles, bien liées, plus homogènes, sans odeur fétide, etc.

4° « Le malade qui quelques heures auparavant, était en proie au délire et à la stupeur, offre une intelligence nette sans hésitation ; il était agité, haletant, le voilà calme, respirant tranquillement. Le visage est empreint de tranquillité et de contentement et souvent le sommeil vient clore une longue insommie. » (Lœderich.)

L'attitude du malade est généralement celle du bien-être avec un peu d'apathie et d'étonnement ; quelquefois un peu de somnolence et de prostration. Cet état se dissipe vite; on y aide quelquefois par un peu de café et de vin chaud.

Pour compléter cette esquisse pathogénique de la défervescence, resterait à dire par quelle voie les différentes causes fibrigènes viennent agir sur la moelle allongée et y déterminer cette excitation continue qui amène l'augmentation des combustions, etc., comment des causes aussi variées que celles qui produisent la fièvre aboutissent toutes au même résultat, c'est-à-dire à créer un type morbide dont l'évolution est aussi immuable qu'une évolution sidérale en astronomie?

La science n'est pas encore prête à répondre à ces questions.

Quoi qu'il en soit, cette étude pathogénique va nous permettre de donner des phénomènes de défervescence une définition à la fois expérimentale et rationnelle analogue à la définition (1) que MM. Cornil et Ranvier ont donnée de l'inflammation.

« Les phénomènes de défervescence sont la série des « phénomènes observés dans le déclin naturel des affec« tions fébriles à marche cyclique, analogues à ceux obte« nus dans le déclin artificiel de ces mêmes maladies par « certains agents médicamenteux (agents thermo-dépres» seurs) dont l'action est de provoquer le retour de la « modalité nerveuse normale, c'est-à-dire l'avènement de « la défervescence. »

(1) L'inflammation est la série de phénomènes observés dans les tissus ou dans les organes, analogues à ceux produits artificiellement sur les mêmes parties, par l'action d'un agent initiant physique ou chimique. Cornil et Ranvier. Histol. pathol. t. I, p. 71.)

CHAPITRE II.

SIGNES.

Les divers auteurs qui ont étudié les signes de la défervescence avant ces dernières années en ont donné des classifications plus ou moins incomplètes.

Ne cherchant dans la défervescence que les phénomènes remarquables, asseyant ces phénomènes sur les bases de l'anatomie, ils les divisaient suivant qu'ils se manifestaient sur tel ou tel système (muqueuses, peau, glandes, tissu cellulaire). Telle est, par exemple, la classification de Landré-Beauvais. (Voyez *Dict. des sciences médicales*, t. VII.)

«Une semblable division, dit X. Jouraud (*loc. cit.*, p. 21), est évidemment artificielle, puisqu'elle néglige les éléments qui sont communs à tout phénomène critique, les modifications du pouls, de la température et des urines, » et qu'elle est étrangère, en un mot, aux progrès incontestables que les récentes découvertes de la physique et de la chimie ont fait faire à la question de la défervescence.

« La crise, dit le professeur Chauffard, est le concensus harmonique des forces vitales tendant à la guérison, c'est la vie se décidant spontanément à la solution du mal... Ainsi donc, les caractères de la crise ne résident pas dans les caractères extérieurs des phénomènes (1). D'où

(1) Depuis quatre ans passés (1838) que j'examine avec le plus grand soin en présence de nombreux témoins, les qualités de l'urine dans le

s'imprime donc sur les phénomènes le caractère critique? Nous l'avons dit : c'est du jugement de la maladie traduit par ces phénomènes. » (Chauffard, *loc. cit.*, ch. 7, *passim.*)

En effet, le caractère général le plus important des signes de la défervescence consiste en une filiation régulière.

Tous se relient les uns aux autres comme les anneaux d'une même chaîne.

« Les modifications de la chaleur sont liées à celles du pouls et à celles des urines; toutes les évacuations critiques ont un lien étroit avec les modifications du pouls et de la température. » (X. Gouraud.)

Ainsi donc, séparer les phénomènes de défervescence les uns des autres, ce serait créer une division tout à fait arbitraire, une division qui existerait dans l'esprit, mais non dans les faits tels que l'observation les livre au clinicien.

Ces prémisses étant posées, nous entrerons d'emblée dans la description des signes de la défervescence.

1° *Température.*

La températare joue un rôle immense dans la production des signes de la défervescence. Ce rôle, nous l'avons fait pressentir dès les premières lignes de notre travail.

« Il existe une parenté étroite qui lie les phénomènes

cours des maladies aigues; j'ai eu occasion de constater qu'effectivement ces qualités varient singulièrement selon telle ou telle phase de la maladie. Mais je me suis surabondamment convaincu que les urines dites critiques sont l'*effet* et non la *cause*, le *signe* et non le *moyen* de la guérison des maladies dans le cours desquelles on les observe. (Bouillaud, loc. cit. IIIe partie, chap. VI.)

critiques à l'étude de la chateur morbide et confond presque les deux termes. » (Hirtz, *loc. cit.*, p. 247.)

« Que voyons-nous, en effet, au moment de la terminaison d'une phlegmasie franche? Quels sont les faits constatés par le thermomètre? Nous voyons : 1° que la défervescence peut exister seule sans sueur ni flux critique; 2° que dans les circonstances où ces flux se produisent, ils sont généralement précédés par la défervescence. » (X. Gouraud, *loc. cit.*, p. 31.)

Seule la chute durable de la température permet, comme nous le verrons dans le chapitre suivant, d'établir les données du diagnostic et du pronostic. — Les modifications thermiques méritent donc, à juste titre, d'ouvrir la marche dans la description des signes de la défervescence.

Hippocrate ne s'occupait pas du pouls, il appréciait la fièvre par la chaleur, et celle-ci par la palpation de tout le corps. — Pour lui, la perversion des humeurs était la cause de la fièvre, la chaleur en était le signe; il s'était même ingénié à distinguer, au moyen de la palpation, plusieurs espèces de pyrexies par la nature de la chaleur.

Il avait parfaitement apprécié que la chaleur en excès est funeste, tandis que, au contraire, l'abaissement thermique est un bon signe.

Les deux aphorismes suivants en font foi :

« Και αποκτεινει ημας το θερμον οπε εφυσε τα σωματα. (Hipp., *des Semaines*, éd. Littré, t. VIII, p. 664.)

« Οταν μετριως εχῃ το θερμον και το Φυχρον της προς αλληλα κρασεως, υγιαινει ο ανθρωποε. »

Pour bien comprendre les modifications que présente la température, pendant la défervescence, il est indispensable de connaître auparavant les données thermiques d'un cycle fébrile complet.

Nous avons essayé de les résumer dans le tableau suivant, dont les matériaux ont été empruntés à Wunderlich.

CYCLE FÉBRILE (Voyez Pl. Ire).

1re Période. — Stade pyrogénétique.

C'est la période initiale de la fièvre,

Monyhémère. — La température monte rapidement et d'un seul trait, ou tout au plus suivant une ligne faiblement brisée à son degré d'élévation caractéristique et atteint cette hauteur, soit en quelques heures, soit en vingt-quatre heures, soit en trente-six heures. (Fig. 1-2.)

Deux éventualités peuvent se présenter : la mort du malade, ou bien la chute de la température.

(Variole, scarlatine, pneumonie, fièvre paludéenne, pyémie, fièvre éphémère, érysipèle de la face).

Polyhémère. — 1° La température commence à monter le soir, redescend le matin pour remonter dans la soirée suivante à un degré plus élevé que celui de la veille. (Fig. 3.)

2° Dans les premiers jours, la température peut revenir tous les matins à son niveau normal. (Fig. 4.)

3° Le stade initial peut être interrompu par une apyrexie plus ou moins prolongée. (Fig. 5.)

La durée de ce stade varie entre trois jours et une semaine.

(Fièvre typhoïde, rougeole, bronchite catarrhale, méningite basilaire et cérébro-spinale.)

4° L'élévation thermique peut être lente et graduelle. (Fig. 6.)

(Rhumatisme multiarticulaire, pleurésie, péricardite, suppurations chroniques, phthisie, syphilis en général, dans les maladies à marche irrégulière.)

2e Période. – Fastigium.

C'est la période où la fièvre a acquis son complet développement.

Acuminé. Élévation thermique brusque et rapide, bientôt suivie d'un prompt abaissement ou de l'agonie.

Le tracé acméen peut présenter au sommet : un seul pic (fig. 7), un plateau (fig. 8), une cime à plusieurs pointes (fig. 9).

La durée n'est souvent que de quelques heures, et même quelquefois de moins d'une heure, mais assez fréquemment aussi de plus d'une journée.

(Fièvre éphémère, fièvre paludéenne, pyémie, érysipèle ambulant, tuberculose aiguë.)

Continu. Uniforme. — Les variations ne sont pas au-delà de $\frac{1°}{2}$ ou très-peu au-dessus.

Descendant. — Dans les cas favorables. (Fig. 10.)

Ascendant. — Dans les cas défavorables. (Fig. 11).

A sillon. — On observe deux sections, dont la première est ordinairement plus abrupte, et l'autre plus douce. Les deux sont séparées par un sillon profond (pseudo-crise).

La marche continue ne se maintient d'ordinaire que pendant peu de temps, rarement plus d'une semaine.

(Typhus exanthématique, stade prodromique de la variole, scarlatine, érysipèle de la face, méningite de la convexité, affections graves fébriles sans localisation.)

Discontinu. A type rémittent. — Il existe des variations plus ou moins grandes entre les exacerbations vespérales et les rémissions matutinales.

Les rémissions matutinales tombent plus ou moins profondément au-dessous de l'élévation moyenne du fastigium de la forme morbide en question. (Fig. 12.)

A type exacerbant. — Les modifications matutinales restent ordinairement au-dessus du niveau moyen de la période fastigiale, tandis qu'au contraire les exacerbations vespérales s'écartent plus ou moins de ce niveau moyen et le surpassent même. (Fig. 13.)

A type ascendant. — La moyenne quotidienne de la température augmente. (Fig. 14.)

La durée est en moyenne plus longue que dans le type continu. Elle dépend et de la forme morbide et de son intensité.

La fièvre typhoïde offre la forme discontinue par excellence.

Viennent ensuite :

Grippe, pneumonie catarrhale, rhumatisme multi-articulaire, pleurésie, méningite cérébro-spinale, trichinose, suppuration, syphilis, etc.

La fin du fastigium est parfois marquée par une élévation de courte durée (perturbatio critica). (Eig. 15.)

3e Période. — Stade amphibole.

Avec le fastigium, la période d'augment et la période d'état de la maladie peuvent arriver à leur terme, c'est-à-dire qu'elles tournent immédiatement à l'agonie, ou bien que les processus de guérison lui font directement suite. Souvent, cependant le fastigum est encore suivi par un stade d'indécision.

C'est à cette période indécise qu'on a donné le nom de stade amphibole. Voici en quoi il consiste :

Des écarts isolés ou autres déviations de la durée de plusieurs jours, des exacerbations et des rémissions de grandeur variable. D'ordinaire, les rémissions se présentent dans la matinée, mais, souvent aussi, dans d'autres moments et les exacerbations se rencontrent à toutes les heures de la journée.

Des recrudescences ou des améliorations se montrent avec ou sans motif.

La durée de ce stade peut n'être que de plusieurs jours, mais aussi s'étendre à plusieurs semaines. Elle persiste surtout dans certaines fièvres typhoïdes graves.

4e Période. — Stade de déclin.

Stadium decrementi. C'est la période de diminution thermique promonitoire qui précède de quelques heures ou de plusieurs jours la défervescence.

Elle peut varier de $\frac{1}{2}$ à 1°. Dans les fièvres très-intenses, et dans les fausses crises, elle peut aller à 3° et au-dessus.

Tantôt, elle consiste en une courte durée ou en une absence totale de l'exacerbation vespérale ordinaire.

Tantôt, dans une rémission matinale plus considérable, tandis que, dans la soirée, la température remonte à son élévation ordinaire.

L'apparition de ce stade est souvent provoquée par les agents thérapeutiques.

Défervescence. C'est la chute définitive de la fièvre. (Voyez les pages suivantes.)

Stade épicritique et convalescence. Dans ces deux périodes, la température est normale aussi bien le matin que le soir.

Cependant, le plus souvent dans la convalescence, la température est mobile, inconstante et fragile (écarts de régime, fatigues intellectuelles et physiques.)

DÉFERVESCENCE (V. Pl. 1.)

DÉFERVESCENCE RAPIDE. — CRISE.

Défervescence très-rapide. Elle se fait, pour ainsi dire, d'un seul jet. En 4, 12, 24 heures la température tombe de 2°, de 5°, quelquefois même plus, et arrive à l'état thermique ou même au-dessous. (Fig. 1, 2,)

Alors la fièvre se termine dans la même journée ou dans la même nuit; le lendemain, on trouve la température normale.

Si, dans les heures post-méridiennes ou vespérales du jour suivant, le thermomètre n'accuse pas d'élévation on est certain de la solidité de l'abaissement thermique.

S'il se présente une seule élévation thermique, si surtout elle n'atteint pas le degré de celle de la veille, on pourra annoncer que la nuit suivante la température reviendra définitivement normale. (Fig. 3.)

Elle dure plus de 24 heures. — Dans la matinée, la température tombe plus ou moins; dans l'après-midi, elle continue à descendre, mais avec plus de lenteur, où elle reste stationnaire, ou même elle remonte de nouveau, et la température normale n'est atteinte que le lendemain.

Il peut aussi se faire qu'une deuxième petite élévation se présente à la fin de la soirée, mais celle-ci est d'habitude peu considérable. (Fig. 4.)

Si l'on a eu recours à une médication thermo-dépressive la température peut descendre au-dessous de l'état normal jusqu'à environ 36°, ou même au dessous. Malgré cette chute excessive, la défervescence n'est assurée que, si le lendemain soir, la température ne s'élève pas au-dessus de l'état normal.

DÉFERVESCENCE LENTE. — LYSE.

Lyse continue. -- La descente est continuée, mais lente, et la température s'abaisse plus souvent dans la journée que dans la nuit.

Elle peut parfois subir un temps d'arrêt, ou même une très-légère élévation.

Elle décline ainsi pendant deux ou quatre jours, et quelquefois même durant une semaine. (Fig. 5.)

Lyse rémittente. Dans la lyse rémittente, les rémissions matinales alternent avec des exacerbations vespérales considérables, mais le maximum et la moyenne diurne diminuent de jour en jour.

Dans ce cas, il peut arriver que les exacerbations vespérales conservent encore, pendant un certain temps, leur élévation antérieure, tandis que les rémissions matinales deviennent de plus en plus profondes, jusqu'à ce que, plus tard, les exacerbations diminuent à leur tour. (Fig. 6.)

Il peut encore se faire que les températures tant matinales que vespérales, diminuent, la différence quotidienne restant la même. (Fig. 7.)

Ou bien enfin les exacerbations vespérales s'affaiblissent et se rapprochent peu à peu de la rémission matinale.

Elle présente d'ailleurs dans sa marche de fréquentes irrégularités.

2° *Pouls.*

Le pouls étant sous la dépendance : 1° des contractions plus ou moins énergiques du cœur; 2° de la tension plus ou moins grande des artères, il n'est point étonnant qu'il présente des changments remarquables aux diverses périodes du cycle fébrile.

Aux périodes pyrogénétiques et du fastigium le pouls présente les trois caractères suivants : il est *ample*, il est *fréquent*, il est *dicrote*. (Lorain.)

A la période de défervescence, les caractères du pouls sont la *lenteur*, le *polycrotisme*, l'*irrégularité* (voy. pl. II) :

1° *Lenteur.* — M. Lorain a construit pour les maladies aiguës des courbes basées sur l'exploration quotidienne du pouls. Dans ces courbes, on reconnaît que la défervescence commence au moment où la ligne descendante, qui indique la diminution successive des pulsations, devient voisine du chiffre 65 ou 70 pris pour moyenne physiologique.

A quoi est due cette diminution de fréquence? — Probablement à l'augmentation de la tension vasculaire qui suit la défervescence. Cette tension vasculaire peut être enregistrée par le sphygmographe. En effet, dans les tracés sphygmiques, la ligne de descente au moment de la défervescence se trouve très-allongée.

2° *Polycrotisme.* — Un pouls *polycrote* est un pouls à redoublement multiple. Le polycrotisme se montre au moment où le pouls cesse d'être fréquent. Dans cette condition nouvelle, créée par la défervescence, la série des rebondissements a le temps de se reproduire sans être troublée par l'arrivée d'une pulsation nouvelle.

« Chez un homme de 37 ans, au septième jour d'une pneumonie franche, le pouls était encore fébrile (ample, fréquent et franchement dicrote). Le lendemain, huitième jour de la maladie survient la déferyescence brusque et définitive. — Le pouls change complètement de caractère, il se montre relativement lent et a perdu le dicrotisme pour devenir polycrote.

« Quatre jours après, la convalescence se montrait franchement ; le pouls était devenu très-lent (50 pulsat.), d'un polycrotisme large et très-accentué et un peu irrégulier. » (Lorrain.)

3° *Irrégularité.* — L'irrégularlté du pouls, c'est-à-dire l'irrégularité des lignes du tracé est surtout accusée lorsque le malade est en pleine convalescence ; au moment de la crise, on ne constate que de très-légères nuances dans l'irrégularité des lignes.

« Ces résultats, si clairement exposés par M. Lorrain, ont une précision singulière qui l'emporte d'une manière absolue sur les données vagues fournies par les auteurs anciens, et il semble au fond bien indispensable d'avoir recours à ce mode d'observation lorsqu'on veut préciser le début exact d'une crise. » (X. Gouraud, *loc. cit.*, p. 38.)

Rapport entre le pouls et la température. — Le plus souvent le rapport est régulier, dans ce sens que les deux phénomènes s'accroissent et diminuent ensemble, soit dans les exacerbations sérales, soit dans les rémissions matinales.

Cependant ce rapport n'est pas toujours constant, notamment dans la fièvre typhoïde, la pneumonie franche, la pyohémie, etc., et dans certaines formes de collapsus ; les oscillations thermométriques coïncident alors ou avec un état stationnaire du pouls ou avec des modifications en sens inverse.

« D'après nos observations personnelles, cette discordance du pouls et de la température est observée à son maximum dans les inflammations méningo-encéphaliques, lorsque la lésion siége dans les régions de la base de manière à agir sur le nerf pneumogastrique et le bulbe, la fièvre fait alors monter le thermomètre aux chiffres extrêmes qui sont propres à ces phlegmasies, mais l'accélération fébrile du cœur est conservée en partie par l'effet propre de l'excitation des nerfs vagues et du bulbe (ralentissement), et, avec une température de 39°,5 à 41°, on a un pouls qui ne s'élève pas au delà de 80 à 90.

« Ce fait n'a pas été signalé que je sache, et il mérite d'être retenu, car cette notion peut venir en aide au diagnostic et en tout cas prévenir une faute de pronostic. » (Jaccoud, *Traité de Path. int.*, I, 85.)

Nous avons observé, ` l'hôpital Saint-Antoine, un cas de fracture du crâne, accompagnée de méningite, qui nous a fourni l'occasion de confirmer de point en point les réflexions de M. Jaccoud.

Nous en donnerons ci-joint le tracé. On voit qu'au quatrième jour d'invasion de la méningite le pouls est à 76, tandis que le thermomètre atteint le chiffre relativement énorme de 40°. (Voyez pl. III.)

3° *Urines.*

« *L'urine*, dit Jaccoud, *est l'expression mathématique du bilan* (équilibre des profits et pertes) *de l'organisme.* » — L'étude des variations de composition de ce produit d'élimination est d'une importance capitale pour suivre le mouvement fébrile à ses périodes diverses. Aussi, de tout temps, l'inspection de l'urine des fiévreux a-t-elle été un objet de première importance ; les anciens avant les modernes y cherchaient à la fois la signification de la fièvre et les caractères des crises.

En effet, aux stades psycogénétique et du fastigium, et surtout à la période de la défervescence, l'urine offre dans ses caractères physiques et chimiques des changements remarquables.

1° *Caractères physiques.* — 1° Dans la période de frisson, les urines sont *abondantes* et *claires* : abondantes, dit Hirtz, parce que la circulation du rein est plus active et celle de la peau nulle ; claires, parce que, au moment du frisson, la décomposition moléculaire ne présente pas encore de déchet proportionnel assez notable pour en troubler la transparence.

2° Pendant la période d'état, elles sont *parcimonieuses*, fortement *colorées en rouge* (la coloration rouge des urines est due à l'hématine des globules sanguins décomposés et détruits par la combustion fébrile ; elle est beaucoup plus marquée au point culminant de la fièvre. — (Wacchsmuth).

3° Pendant et après la défervescence, elles deviennent plus *copieuses* et d'un *brun sale* avec *dépôt abondant* qui se continue les jours suivants.

«En général, la courbe représentant la quantité d'urine, comparée à celle du termomètre, forme une direction divergente. Les plus hauts degrés de température concordent avec les plus faibles quantités d'urine, et la densité est en raison inverse de la quantité. » (Hirtz, voyez pl. IV.)

«Elles s'annoncent par de la pesanteur dans les lombes, une certaine tension dans les hypochondres, une sensation de chaleur et de fourmillement sur le trajet des voies urinaires incommode et parfois douloureuse vers le périnée.

«. En se refroidissant, elles présentent un énéorème apparent flottant dans la masse liquide ou un sédiment blanc qui est homogène.» (Chauffard, *loc. cit.*, p. 502.)

Le nuage que l'on observe dans les urines critiques est composé de débris épithéliaux. Il contient également des cylindres granuleux.

2° *Caractères chimiques.*

1° *Alcalinité; acidité.* — Pendant la période d'état, la réaction de l'urine est acide. Ce caractère persiste en général pendant la défervescence. Cependant il peut se faire qu'après cette dernière période, l'alcalinité se produise déjà. Selon la remarque du professeur Gubler, cette alcalinité se rencontre seulement chez les malades qui ont subi une grande déperdition de forces; dans ce cas, les phénomènes d'oxydation ne seraient pas assez actifs pour produire l'excès d'acide urique nécessaire à l'acidité des urines.

2° *Urée.* — A l'état normal, le chiffre de l'urée est 30 grammes. (Lionel, Beale, G. Sée.) — A l'état fébrile, le chiffre de l'urée monte à 39, 45, 50, 60 et même 80 grammes. (Neubauer, Vogel.) A la défervescence, ce chiffre tombe de moitié et descend par conséquent au-dessous de la normale. — Ce résultat est facile à expliquer si l'on considère les causes de l'augmentation de l'urée.

3° *Acide urique.* — D'une façon générale, les oscillations de l'acide urique sont, en raison inverse de celles de l'urée. Elles augmentent quand celles de l'urée diminuent.

Cette différence d'évolution peut être expliquée par ce fait que l'acide urique étant un produit d'oxydation des matières albuminoïdes moins avancée que l'urée, il doit augmenter dans l'urine quand la combustion fébrile diminue.

Dans une communication faite à la Société chimique, le 5 mars 1872, M. H. Daremberg s'exprime ainsi :

« Dans la période de défervescence des maladies aiguës, ainsi que nous l'ont montré une cinquantaine d'analyses, les produits d'oxydation incomplète augmentent au détriment de l'urée. L'urée qui, le plus souvent, avait augmenté pendant la période fébrile, diminue considérablement, tandis que l'acide urique et les matières similaires dosées par leur azote augmentent dans la même proportion, dès que le thermomètre tombe de 40° à 38° 37°,5. C'est alors qu'il se forme des dépôts d'acide urique, quand la quantité d'urine, sécrée en vingt-quatre heures, n'est en rien diminuée. »

Clorures. — 1° Pendant le stade pyrogénétique les chlorures tendent à disparaître.

2° A la période d'état, on n'en retrouve que des traces. Plusieurs éléments conduisent à ce résultat :

1° La diète.

2° L'élimination des chlorures par les autres sécrétions (crachats, matières fécales).

3° La quantité d'urine étant moindre, la séparation du chlore est plus difficile.

4° La fixation des exsudats fibrineux détermine l'accumulation du chlore. (Lorrain.)

3° A la période de défervescence, la quantité des chlorures augmente.

On peut donc dire, avec Neubauer et Vogel, que la courbe des chlorures est parallèle à celle du volume de l'urine et inverse de la courbe de l'urée.

En considérant particulièrement les rapports réciproques de la courbe de l'urée avec celle des chlorures, au moment de la défervescence, on voit qu'il arrive un moment où ces deux courbes se croisent ; ce croisement signale le début de la crise. M. Lorrain est donc fondé à dire, dans un certain sens : « *La crise est l'intersection de la courbe de l'urée et de la courbe des chlorures.* (X. Gouraud, *loc. cit.*, p. 52. Pl. IV.)

C'est là une définition ingénieuse et originale de la défervescence.

Sédiments organiques. — A la période d'état, nous avons vu que l'urine était rare, fortement colorée et contenant peu de sédiments.

A la période de défervescence, les sédiments réapparaissent avec abondance. Ils sont d'un aspect variable, de couleur brique, de couleur cannelle, de couleur rose ; ils sont surtout visibles après refroidissement, et forment alors sur les parois du vase une couche plus ou moins épaisse.

A quoi est due cette formation de dépôt sédimenteux? Probablement à un dépôt d'acide urique et d'urates par excès. (Griesinger, Zimmermann.)

Sédiments organisés. — « Les cylindres granuleux sont rejetés plus abondamment, lorsque la sécrétion urinaire ayant été ralentie comme dans la rougeole, la scarlatine, la fièvre typhoïde, etc., elle vient à reprendre avec une certaine activité lors de la convalescence. » (Robin, *Leçons sur les humeurs norm. et morbides*, p. 737.)

Or, c'est au moment de la défervescence que l'activité sécrétoire reparaît, aussi l'énéorème critique contient une grande quantité de débris épithéliaux (cylindres granuleux).

Albumine. — Dans les affections fébriles franches, on ne trouve pas d'albumine dans les urines (Gubler); alors, en effet, le mouvement de dénutrition s'exprime entièrement par l'élévation du chiffre de l'urée.

Mais, dans les fièvres graves (ataxie, adynamie) avec forte altération de la température, les produits étant dans un état d'oxydation moins avancé (voyez p. 58), les urines sont toujours albumineuses.

Les oscillations de cette albuminurie sont en rapport direct avec l'apaisement des phénomènes locaux et généraux.

A la défervescence, l'abaissement de la quantité d'albumine est définitif ou tout au moins très-marqué.

Matières extractives. — Sous ce nom collectif, on a désigné la leucine, la thyrosine, l'hippoxantine, la créatine, déchets de foie, de muscles et autres tissus. Ces produits étant dans le même cas que l'albumine, c'est-à-dire n'ayant pas atteint le degré de combustion ultime qui fait l'urée, suivent la même marche que l'albumine.

4° *Sueurs.*

Au point de vue de la physiologie, la peau n'est pas seulement une enveloppe protectrice, c'est une immense membrane extrêmement riche en vaisseaux et en nerfs, pourvue d'innombrables glandes destinées à éliminer les produits de la combustion interstitielle.

Aussi, la diaphorèse semble-t-elle être le phénomène critique par excellence.

La médecine grecque, dont le génie a fondé la doctrine des crises, a supérieurement analysé l'évolution sudorale aux diverses périodes du cycle fébrile. Mais, tout en reconnaissant aux sueurs la part considérable qu'elles prenaient dans la défervescence rapide, elle ne prétendit jamais réaliser leur avénement de vive force. Elle enseignait, au contraire, qu'il ne fallait pas violenter la nature, mais obtenir son consentement et lui laisser choisir ses voies particulières.

Plus tard, quelques systématiques, Van Helmont peut-être, négligeant les autres modes de solution naturelle, et poussant uniquement et violemment à celle-là (1), vantèrent exclusivement les sudorifiques à outrance.

(1) Quelques gouttes de sang qui se videront par les narines, par l'une des deux par préférence ; quelques crachats, trois ou quatre croûtes sur les lèvres, très-peu de sédiments dans les urines ; ces évacuations qui semblent de peu de conséquence feront beaucoup d'effet et auront un succès fort heureux lorsque la nature les aura préparées comme elle sait le faire, et des livres de sang répandues, des seaux de tisane rendue

Les comparaisons puissantes que contenaient les écrits de Van Helmont frappèrent l'esprit de la génération médicale du temps et retentirent même jusque sur l'imagination du vulgaire. Et encore aujourd'hui, combien de fois le médecin n'est-il pas appelé à lutter contre l'absurde préjugé qui veut que le fiévreux soit enseveli sous les couvertures et gorgé de boissons chaudes, moyens capables d'activer la combustion fébrile bien loin de l'éteindre !

Il était réservé à Baglivi, Sydenham, Stahl, d'enseigner « qu'on ne doit pas violenter la nature, et qu'en la tourmentant par une excitation continue les fougueux partisans de Van Helmont l'empêchaient d'atteindre au calme si favorable aux crises efficaces, à l'apaisement général au milieu duquel elle aime à déterminer des sueurs douces, continues, réellement critiques. Ils étudièrent la crise spontanée par les sueurs, reconnurent la part considérable qui lui revient, mais ne prétendirent pas réaliser la crise de vive force. » (Chauff., *loc. cit.*, p. 500.)

De toutes les parties de la physiologie expérimentale, la moins avancée est sans contredit celle qui a trait à la pathogénie des sueurs. Une seule expérience a été faite ; elle est de M. Cl. Bernard.

« J'ai observé, dit-il, que la section du sympathique du cou, chez les chevaux de race anglaise, amène aussitôt une grande élévation de température (de 1 à 12°) dans la moitié correspondante de la tête qui *se couvre d'une sueur abondante*. (Cl. Bernard. *De la phys. génér.*, 248.)

par les urines, des évacuations réitérées par les selles que l'on s'efforcera de procurer, ne changeront pas la marche d'une maladie, ou, si elles font quelques changements, ce sera de la masquer ou de l'empirer. (Bordeu.)

L'expérimentation faisant ici défaut, nous sommes obligés de nous en rapporter à l'observation seule. — Or :

1° *A l'état physiologique*, il convient de considérer deux cas :

1° Voici un homme soumis à un travail mécanique violent, la circulation devient immédiatement plus active, le pouls est fréquent, plein, vibrant; la respiration s'accélère; la face devient vultueuse, il y a une congestion de toute l'enveloppe cutanée. Cependant la température s'élève, mais ne tarde pas à baisser aussitôt que surviennent les sueurs. Celles-ci sont abondantes, chaudes, halitueuses, ce sont des sueurs d'excitation, *des sueurs actives.*

2° Voici un homme qui est sous le coup d'une frayeur vive, de l'annonce brusque, inattendue d'une nouvelle sinistre, ou bien d'une intoxication (tabac, p. ex.), en un mot dans un cas où il y a dépression du système nerveux. On aura un second tableau totalement différent du premier.

On verra la peau devenir exsangue, la face pâlir, le pouls sera petit, serré, irrégulier, la respiration se ralentira, une défaillance pourra se produire. Les sueurs qui surviendront seront peu abondantes, froides, visqueuses, ce seront *des sueurs dépressives.*

En résumé, dans ces deux cas, il convient d'admettre deux modes de production bien différents, deux genèses totalement dissemblables. Eh bien, pour les expliquer le physiologiste n'a qu'une seule et même expérience à mettre en avant : celle de Cl. Bernard.

Il n'est pas besoin d'insister sur son insuffisance.

2° *A l'état fébrile* comme à l'état physiologique on observe les sueurs actives et dépressives.

Les premières se montrent 1° au stade initial, 2° aux stades d'état et de déclin. Les secondes se montrent dans le collapsus.

Nous n'avons à décrire ici l'évolution sudorale ni dans la période initiale, ni dans la période d'état, ni dans le collapsus ; dans ces trois périodes, elle offre au clinicien des données extrêmement précieuses, nous renvoyons donc aux descriptions pleines d'intérêt, au point de vue pronostique, qu'en ont données Hippocrate, Borsieri et surtout Baglivi.

3° *A la défervescence*, ce qui distingue l'évolution sudorale, c'est qu'elle est à *molimen critique ;* c'est un véritable *acte judicatoire.*

En général, le *molimen sudoral* s'annonce par une exacerbation.

La peau est brûlante, beaucoup de malades se plaignent d'ardeur et prurit à la surface de tout le corps.

Il y a de légers frissons erratiques, une sensation de malaise général.

Il y a une excitation marquée de l'organe circulatoire. Le pouls est plein, fréquent, la respiration est accélérée, la face vultueuse et congestionnée.

Bientôt après la chute de la température (les sueurs sont constamment, nous insistons sur ce point, précédées par l'abaissement de la température. Hirtz), apparaît une sueur profuse, douce, halitueuse, tantôt elle est fraîche, quelquefois même froide, quand la défervescence a été très-rapide.

La peau, qui était sèche, visqueuse, qui donnait à la

main cette sensation particulière de chaleur mordante (*calor mordax*), devient souple et fraîche.

Avec l'apparition des sueurs coïncide la *cessation de la soif*.

A *la période initiale*, la soif est excessive, surtout dans les fièvres débutant par un grand frisson (fièvre intermittente, pneumonie) et dans celles où il y a inflammation des grandes séreuses (pleurésie, péritonite).

A la période d'état, la soif diminue ; si elle ne diminue pas, il faut craindre une complication visicérale; si en outre la muqueuse buccale est humide, il faut redouter le collapsus.

A la défervescence la muqueuse buccale s'humidifie, la langue se nettoie et la soif cesse complètement.

Quelquefois la cessation de la soif est le signe avant-coureur de la défervescence ; le plus souvent elle est précédée par l'apparition des sueurs.

Quant à la composition de la sueur pendant la fièvre, on manque de renseignements précis à cet égard.

Les analyses d'H. Reinner dans un cas de fièvre typhoïde et dans un cas de rhumatisme aigu ont constaté une diminution du chiffre de l'urée, mais ce phénomène ne peut être regardé comme constant (Jaccoud).

On n'est pas plus avancé sur la modification de la secrétion sudorale au moment de la défervescence. Toutefois M. Andral avance qu'à ce moment s'opère le retour à l'acidité normale (cette acidité normale ayant été diminuée ou même suspendue pendant la période initiale et d'état).

5° *Flux alvin.*

Le centre d'activité nutritive que présente le tube digestif par sa vaste surface joue un rôle important dans l'évolution de la défervescence.

Les phénomènes de la digestion, on le sait, sont de deux ordres ; les uns ont pour but de faire cheminer les aliments dans toute l'étendue du tube digestif, d'en présenter les diverses parties aux sucs digestifs et aux divers points de la surface absorbante de l'intestin, puis d'en expulser le résidu non digéré : ce sont là les phénomènes mécaniques. Les autres, phénomènes chimiques, ont pour but de modifier, de méthamorphoser l'aliment pour le rendre absorbable.

Or, *aux stades pyrogénétique et d'état*, il y a 1° paralysie de l'intestin, 2° suspension des sécrétions glandulaires (glandes salivaires, follicules de la muqueuse digestive, foie, pancréas).

Ces changements dans les phénomènes de la digestion ont pour conséquence la constipation.

En effet, les évacuations alvines deviennent rares, dificiles et peu copieuses, augmentent de consistance ; elles prennent une consistance moins homogène, sont constituées par des noyaux durs, elles sont pâles, décolorées, d'un aspect argileux, grisâtre ou noirâtre.

Elles sont accompagnées de coliques avec sentiment de tension, de pesanteur vers l'anus, quelquefois de nausées avec vertiges.

Cependant, le besoin d'une évacuation se manifeste, le malade fait des efforts expulsifs violents ; ceux-ci sont suivis de l'expulsion de matières dures, petites, ovillées, ou rendues en paquet plus ou moins volumineux; elles sont expulsées en petite quantité.

« Parfois, on voit survenir une sorte de diarrhée ; les matières dures agissent comme corps étranger et provoquent une sécrétion plus ou moins abondante qui se fait jour entre la masse et les parois intestinales ou même à travers un canal qui se creuse dans cette espèce de bouchon. » (Racle.)

A la défervescence toutes les sécrétions dont les produits sont versés à la surface de l'intestin sont exagérées.

La *débâcle critique* se prépare et s'annonce « par une certaine tension abdominale, par l'empâtement des hypochondres et des fosses iliaques, par des borborygmes, souvent par un peu de fétidité d'haleine, par une abondance de salive, par d'incertaines nausées, par le défaut de soif et d'appétit. » (Chauffard.)

Tantôt la sécrétion biliaire est prépondérante, il y a alors des selles bilieuses.

Tantôt les sécrétions folliculaires forment exclusivement l'évacuation : il y a diarrhée séreuse.

Parmi les phénomènes que nous venons d'étudier, les trois premiers ont une importance capitale. La liaison intime qui existe entre les modifications de la température, du pouls et des urines, fait que ces trois termes (Chalvet les appelle *la formule morbide* de la crise) ne peuvent être séparés.

En effet, si l'on considère que la période de défervescence commence au moment où le désordre déterminé par la fièvre est remplacé par l'ordre et l'harmonie de l'état physiologique, à tel point que M. le professeur Sée a pu définir la défervescence : « *le rétablissement de l'état normal du mouvement nutritif*, » il faut de toute nécessité que l'élévation thermique baisse, que la fréquence du pouls diminue et que les principaux éléments éliminés par l'urine reviennent à leurs propriétés normales.

Au second rang, par son importance, vient le rétablissement des fonctions de sécrétion de la peau, de la muqueuse digestive, du foie, du pancréas, etc. C'est là une conséquence directe du premier groupe de phénomènes. (M. Hirtz dit cependant : « La défervescence la plus rapide peut se faire sans aucune évacuation apparente. »)

Mais sont-ce là tous les phénomènes de la défervescence ?

Non, il en est d'autres qui bien que ne tenant pas de près au travail physiologique et au fonctionnement normal des organes, bien qu'étant dus à un acte anormal entièrement pathologique, sans analogue dans les conditions régulières de la santé n'en revêtent pas moins dans certains cas le caractère critique, le caractère d'actes judicatoires.

De ce nombre sont : 1° les hémorrhagies, 2° les éruptions cutanées, 3° les dépôts (parotides, abcès, otites suppurées), 4° les gangrènes.

1° *Hémorrhagies.*

Différentes hémorrhagies peuvent se montrer aux différentes époques du cycle fébrile.

A la défervescence on peut observer :

1° L'épistaxis nasale;

2° L'épistaxis utérine.

Elles offrent ce caractère général d'être accompagnées d'un molimen, véritable acte judicatoire.

Ce *molimen hémorrhagique critique* a été signalé par tous les auteurs. Il s'annonce par le cortége symptomatique suivant :

1° *Epistaxis nasale.* — Il y a une céphalalgie gravative avec vertiges, bourdonnements d'oreille.

La face est vultueuse, les yeux sont brillants, les conjonctives sont injectées.

Il y a de l'anxiété, des cauchemars (1); les artères temporales battent fortement, sont comme prêtes à se rompre.

Enfin, signe qui ne fait jamais défaut, il y a des frissons.

Cependant, l'hémorrhagie se déclare accompagnée ordinairement d'évacuations alvines, de flux d'urine ou de sueurs profuses.

Le malade au lieu d'être abattu, prostré comme après les hémorrhagies de la période initiale et d'état, accuse, au contraire, un sentiment de bien-être et de soulagement.

Epistaxis utérine. — Elle est annoncée par un retentissement douloureux sur certains nerfs du plexus sacré (névralgie lombo-abdominale). Elles peuvent être accompagnées d'ovulation. Si leur apparition coïncide à la fois avec l'époque de la défervescence et avec l'époque régu-

(1) Tout le monde connait l'histoire de Galien qui prédit une épistaxis critique chez un jeune homme parce que le malade avait vu pendant son sommeil un serpent rouge s'agiter sur les rideaux de son lit et qui dans cette prévision, empêcha une saignée qu'on allait pratiquer. L'epistaxis parut en effet.

lière de la menstruation on ne peut voir dans le retour du flux menstruel que le fait d'une fonction physiologique qui n'a pas été troublée par la crise, mais si ces métrorrhagies accompagnées d'ovulation se manifestant dans l'intervalle des deux époques on pourra leur reconnaître le caractère critique qui se manifestera dans ce cas particulier par l'avance de la période cataméniale, à condition qu'il se soit écoulé au moins vingt et un jours depuis la dernière menstruation. » (X. Gouraud d'après Gubler.

Quant à l'*hémoptysie*, à l'*hématémèse*, à l'*hématurie*, phénomènes hémorrhagiques, critiques, rares, ils ne s'annoncent par aucun phénomène particulier ; il y a un malaise général mal défini, et pression indéterminée de la fluxion locale qui est la cause prochaine de la rupture vasculaire.

Les hémorrhagies critiques s'observent surtout dans les fièvres éruptives, les fièvres rémittentes et intermittentes, les fièvres typhiques.

Elles sont considérablement influencées par la constitution médicale régnante, l'influence saisonnière, etc.

Les jeunes gens à tempérament sanguin, les jeunes filles à l'époque de la puberté offrent un terrain propice à l'évolution hémorrhagique critique.

Pour offrir le caractère critique, l'hémorrhagie outre le moment de son apparition, doit encore :

1° Être abondante.

« Toute hémorrhagie est mauvaise quand elle se borne à quelques gouttes de sang, car dans les maladies aiguës tout ce qui est petit est mauvais à moins qu'elle ne soit le prélude d'une hémorrhagie plus copieuse. » (Hip.).

« Quand le sang tombe goutte à goutte c'est un mauvais signe quand ce n'est pas un signe de mort. » (Duret).

2° Être précédée ou suivie de la chute durable de la température.

3° Être accompagnée d'évacuations alvines ou de flux d'urine mais principalement de sueurs profuses.

4° Être annoncée par des frissons.

Les hémorrhagies constituent donc dans un certain nombre de cas des phénomènes critiques parfaits.

« L'observation des faits, l'étude des circonstances dans lesquelles ils se produisent, le démontrent au clinicien et en livrent la raison au physiologiste.

« Que l'on tienne compte, en effet, des deux faits constituants de toute hémorrhagie critique. En premier lieu, c'est le liquide commun, l'humeur mère, le fluide d'où découlent tous les autres et dont la constitution règle en quelque sorte la constitution entière; c'est ce liquide qui fournit l'évacuation hémorrhagique. En deuxième lieu, l'hémorrhagie critique ne se fait pas sans préparation, au hasard, ni sous une pression mécanique, elle se rattache à une fluxion active sur tel ou tel point, de sorte qu'il y a synergie d'actes toute particulière, consentie, voulue par l'économie. » (Chauffard, *loc. cit.*, p. 505.)

Une hémorrhagie qui se produit dans ces conditions est donc éminemment active.

ÉRUPTIONS CUTANÉES.

Les *éruptions cutanées* offrent rarement un caractère critique; le plus souvent elles se montrent comme un symptôme propre aux espèces particulières de fièvres.

Dans certains cas cependant, si l'éruption cutanée apparaît à la période de défervescence et dans de certaines conditions elle peut revêtir le caractère critique.

Les principales éruptions cutanées critiques sont :

1° L'éruption herpétique ;

2° L'éruption furonculaire.

1° *Eruption herpétique.* — Le plus souvent l'éruption herpétique apparaît comme un symptôme propre aux espèces particulières de fièvres (fièvre typhoïde, typhus exhantématique, pneumonie, méningite cérébro-spinale épidémique, fièvres pyohémiques graves).

L'herpès fébrile peut apparaître en divers points du corps, mais, en général, il siége à la face, et, le plus souvent aux ouvertures naturelles (lèvres, narines, paupières).

Aux périodes initiale et d'état, l'éruption herpétique est en soi bien limitée et ne s'accompagne d'aucun des phénomènes généraux qui caractérisent la crise ; elle ne peut donc nullement être considérée comme acte judicatoire.

L'aphorisme suivant trouve ici son application vraie.

« Il faut que le dépôt ne soit pas au-dessous de la grandeur de la maladie, comme chez la nièce de Téménès, à la suite d'une maladie intense, dépôt sur un doigt, le doigt ne suffisait pas à le recevoir, récidive, mort. » (Hipp. — Epid. IV, 26).

Cependant, dans certains cas, il convient d'accorder à l'éruption herpétique le caractère critique.

1° Si la maladie dans laquelle elle se montre est une fièvre peu grave à marche régulière (pneumonie franche, par exemple) dans ce cas, en effet, l'éruption est proportionnée à la maladie.

2° Si l'éruption apparaît à la période de déservescence.

3° Si elle est accompagnée d'autres phénomènes propres à la période de défervescence, tels que sueurs chaudes halitueuses, flux alvin, vomissement.

Quoi qu'il en soit, ce n'est pas l'éruptique critique en elle-même qui produit la crise ; elle n'en est qu'une manifestation.

2° *Eruption furonculaire.* — L'éruption furonculaire revêt les caractères critiques :

1° Si elle arrive au déclin ;

2° Si elle est très-abondante.

Ces conditions peuvent se présenter dans certaines fièvres typhoïdes. On voit quelquefois en effet certaines affections typhiques offrir au moment de la défervescence, une éruption furonculaire confluente aux régions dorsale et lombaire.

Cette éruption, qui, à cause de son caractère de généralisation, est l'indice d'un mouvement actif, donne à la défervescence comme un coup de fouet.

On voit la défervescence typhique qui est une lyse par excellence devenir une défervescence rapide.

3° Parotides.

Les *Parotides* comme du reste toutes les déterminations locales qui portent sur les glandes, sont une manifestation des fièvres graves, sont l'indice d'un état ataxo-adynamique, d'un état infectieux profond.

Elles peuvent se montrer à la période initiale (parotides symptomatiques), et à la période de déclin (parotides critiques).

1° *A la période initiale*, elles témoignent une infiltration profonde des tissus; elles se présentent sous forme de tumeurs rouges, douloureuses entourées d'un empâtement mal circonscrit, tantôt suppurées ou infiltrées d'un pus mal formé, tantôt indolentes et n'arrivant pas à la suppuration.

Elles marquent les formes les plus redoutables des maladies et se développent dans des conditions étiologiques propres à susciter un caractère particulièrement grave et malin. L'encombrement, les fatigues excessives, la dépresson morale, l'alimentation insuffisante sont de ce nombre. (Siége de Paris.)

Une autre condition étiologique propre à favoriser le développement des parotides, c'est une condition épidémique spéciale.

« Dans un village du département de Vaucluse, comptant environ 1,500 habitants, village sicué d'ailleurs dans une position élevée et salubre, nous avons eu l'occasion d'observer une épidémie de fièvres typhoïdes graves et vraiment malignes. Quarante sujets environ furent frappés, une vingtaine eurent des parotides qui chez tous furent le présage d'une mort prochaine. » (Chauffard).

Cette signification menaçante des parotides avait été signalée par Hippocrate.

« Dans les maladies longues, les tumeurs parotidiennes ne suppurant pas sont funestes. Dans les maladies longues, les tumeurs parotidiennes suppurant, si le pus n'est pas très-blanc et inodore, causent la mort. C'est parmi les maladies aiguës dans les fièvres ardentes que surviennent surtout les tumeurs parotidiennes. Si ces tumeurs ne font pas crise et ne viennent pas à maturation, ou s'il ne coule pas du sang des narines, ou si les urines ne prennent pas un sédiment épais, les malades succombent; la plupart de ces tumeurs s'affaissent préalablement. (Hip.)

2° *A la période de défervescence*, les parotides ont une marche franchement inflammatoire, toutes arrivent à la suppuration. Le pus est épais, bien lié, inodore, la tumeur est convenablement développée, suffisamment rouge, tendue, douloureuse à la pression.

D'autre part, elles s'associent à l'évolution des phénomènes critiques.

En effet, leur apparition coïncide avec la chute de la température et du pouls, avec le retour de l'accomplissement des fonctions de sécrétions (sueurs, urines, déjections alvines), avec la cessation de la stupeur ou du délire et la réapparition du sommeil et de l'appétit.

Une question dont la solution n'est pas sans importance doit se poser ici. Y a-t-il possibilité de transformer les parotides symptomatiques en parotides critiques ?

Cette question a été résolue par l'affirmative, par les anciens médecins dont la thérapeutique hardie ménageait moins que la nôtre la douleur au point de revêtir quelquefois les caractères de la cruauté.

« Si une parotide se déclare pendant la période de crudité d'une maladie accompagnée de symptômes graves ne permettant pas d'attendre la suppuration, portez-y le fer rouge. » (Baglivi.)

« Je me borne, dit le professeur Chauffard, à signaler cette tentative qui dans certains cas pourrait ne pas être complètement rejetée. »

OTITES SUPPURÉES.

Les anciens médecins redoutaient beaucoup dans les fièvres les *suppurations des oreilles.*

Les suppurations des oreilles dans le cours d'une fièvre sont mauvaises. (Hipp.)

« Les maladies des oreilles ne sont jamais à dédaigner. (Baglivi).

Il y a là une part très-large de vérité, mais, il y a des réserves à faire.

1° *A la période initiale* l'otorrhée intercurrente entraîne avec elle un pronostic grave non-seulement parce qu'elle doit faire redouter des complications encéphaliques à terminaison ordinairement funeste, mais même quand la terminaison a été heureuse l'otorrhée est presque toujours suivie de surdité ou d'un affaiblissement marqué de l'intelligence.

Les otites suppurées s'observent principalement dans les hôpitaux des enfants et dans les hôpitaux militaires. En général elles se montrent dans les mêmes conditions que les parotides que, du reste, elles accompagnent souvent.

2° *A la période de déclin*, l'otite suppurée revêt un caractère critique.

En effet, dès qu'apparaît l'otorrhée, la marche de la maladie devient graduellement décroissante.

Contrairement à ce qu'on observe pour les otites de la période initiale, les otites de la défervescence guérissent très-rapidement sans laisser après elles ni suppuration, interminable, ni surdité ni idiotie.

5e Abcès.

« L'abcès est de toutes les manifestations critiques la plus fréquente, celle qui aboutit le mieux à la guérison, si bien que je ne sais pas un seul cas où elle n'ait pas jugé la maladie. » (Chauffard).

Les abcès critiques, en effet, se développent dans des conditions excessivement favorables.

1° Ils ne se montrent ni à la période initiale, ni à la période d'état, mais toujours à la période de déferves-cence et même à la seconde partie de cette période, à la période épicritique.

2° Ils apparaissent à la suite d'un molimen des plus caractéristiques, le molimen inflammatoire, celui qui soulève le travail synergique le plus complet.

3° Ils s'établissent dans le tissu cellulaire « tissu commun, support général de l'expansion vasculaire, soutien de ces divers et vastes réseaux où s'accomplissent les mouvements mutritifs communs la composition et la décomposition parallèle des humeurs, offrant à la force médicatrice un milieu favorable d'action commune, en outre le travail critique en se concentrant sur un rayon de ce tissu ne retentit pas d'une manière trop douloureuse sur l'ensemble de l'économie, ne compromet pas d'organe qui par ses fonctions propres et par ses retentissements symptomatiques puisse entraver les efforts médicateurs. » (Chauffard, *loc. cit.*, p. 510).

Néanmoins, plusieurs conditions sont indispensables pour que l'abcès soit sûrement et efficacement critique.

1° Il faut que le dépôt s'effectue sur le tissu cellulaire

périphérique et non sur des organes internes ou des parties profondes.

2° Il faut, autant que possible, que le dépôt se fasse plus bas que l'organe ou que la partie plus particulièrement affectée. Les suppurations de la partie sous-diaphragmatique du corps sont les plus efficacement critiques, au témoignage d'Hippocrate et d'un grand nombre d'auteurs (Chomel, Tissot, Chauffard), qui n'ont fait que confirmer la justesse de l'observation hippocratique.

« Quelles que soient l'étendue et la profondeur de ces abcès il n'y a pas à s'inquiéter de leur guérison. Aussitôt que l'on a donné issue au pus, on peut observer du jour au lendemain le recollement de vastes poches purulentes, et, fait important à noter, les sujets qui ont servi de terrain à l'évolution des abcès critiques sont ceux dont la convalescence présente le plus de solidité. » (Chauffard).

Ajoutons qu'en général les abcès critiques s'observent plus souvent dans la défervescence *lente* que dans la défervescence *rapide*.

6° Gangrènes.

D'une façon générale, on peut dire que toute gangrène survenant dans un état fébrile, reconnaît une cause symptomatique, et dénote une pyrexie essentiellement mortelle.

Toutefois, il y a des réserves à faire, car il existe deux groupes bien différents de gangrènes.

Celles du premier groupe sont causées par un état particulièrement infectieux du sang. Elles surviennent à la période d'état. Leur siége n'a rien de spécial; ce sont tantôt les parties déclives, tantôt les parties non déclives qui sont envahies.

On les observe surtout chez les enfants et chez les jeunes soldats ; tantôt à la lèvre supérieure, tantôt à la lèvre inférieure et à la joue, d'autres fois elles s'étendent à un membre tout entier.

Les tissus mortifiés deviennent noirs, un liséré rougeâtre les sépare des parties saines, à la surface existe un suintement ichoreux très-fétide.

Ces sortes de gangrènes emportent toujours avec elles un pronostic funeste. « Je ne connais pas d'exceptions. » (Chauffard.)

Il est un second groupe de gangrènes, qui surviennent quand le malade est dans l'adynamie, quand la vitalité des tissus est profondément affaiblie.

Elles apparaissent aux parties déclives, et reconnaissent pour cause la stase sanguine et les pressions exercées par le décubitus (sacrum, trochanter, coude, chez les typhiques).

Eh bien, ces dernières, dans l'immense majorité des cas du moins, peuvent revêtir les caractères critiques.

En effet, leur apparition est le signal d'un amendement favorable dans l'état général.

Malgré la cause nouvelle d'affaiblissement apportée par la suppuration du foyer gangréneux, l'élimination des tissus mortifiés, etc., on voit la plaie se couvrir de bourgeons charnus, rosés, membraneux, qui rapidement réparent les pertes des tissus.

CHAPITRE III.

1° Marche.

1° *Age.* — L'âge n'a aucune influence sur l'évolution de la défervescence.

Pour l'enfance, M. Roger, dans son Traité de clinique infantile, résume ainsi ses recherches à ce sujet : « Les lois qui régissent la caloricité à l'état morbide sont comme celles qui président à la chaleur animale dans l'état physiologique, presque identiquement les mêmes aux différentes périodes de la vie. »

Pour la vieillesse, M. Charcot, après une série d'expériences est arrivé aux mêmes conclusions.

Toutefois, l'âge n'est pas sans influence sur la modalité des phénomènes critiques. Dans l'enfance, on observe surtout les épistaxis; dans l'âge adulte, les hémorrhagies diverses ; dans la vieillesse, la diarrhée.

« Les crises sont comme les réactions sensibles et facilement sollicitées chez l'enfant, à vie commune prépondérante, chez l'adulte aux synegries puissantes, coordonnées, stables. Chez les vieillards, les réactions sont lentes, difficiles, éteintes. Les crises, par suite, manquent ou demeurent inachevées, imparfaites. (Chauffard, *loc. cit.* p. 513.)

2° *Tempéraments.* — Chez les individus à tempérament nerveux ou lymphatique, on observera surtout la défervescence lente, lytique; chez les individus à tempérament sanguin, on observera surtout la défervescence rapide, critique.

« Si les sujets sanguins se trouvent par la mobilité de leur système vasculaire sous l'imminence incessante de maladies fébriles aiguës, phlegmasiques, ils fournissent cette élite de malades qui prètent aux traitements énergiques et plus souvent encore s'en passent par la brusque spontanéité de leur guérison : c'est chez eux que l'on voit survenir soit par la peau, soit par la surface muqueuse, soit par l'office d'un appareil spécial d'élimination (rein, foie), ces spoliations abondantes qui, suivies d'une détente soudaine, ont mérité le nom de crises. » (M. Lévy, *Tr. d'hygiène*, t. I, p. 211.)

Il est évident que tous les mouvements organiques, qu'ils soient nuisibles ou qu'ils soient salutaires, doivent présenter une énergie de manifestation en rapport avec l'état général de l'individu et avec les dispositions qui en sont la suite. Les phénomènes que l'on a considérés comme critiques ne peuvent manquer à cette loi si simple, car ce sont des mouvements organiques comme tous les autres phénomènes de la maladie. (Hardy et Béhier, *loc. cit.*, *Crises.*)

3° *Climats.* — Aymen admet que, dans nos climats, les crises ont lieu de la même façon, et aux mêmes jours que du temps d'Hippocrate. (Dissertation sur le rapport des climats et des crises, Dijon, 1751.)

Landré Beauvais s'exprime ainsi : « Les phénomènes vitaux présentent, il est vrai, des variétés ; les phénomènes de la vie ne pouvant être soumis à un calcul rigoureux et à des règles complètement invariables. Je peux assurer que depuis plus de vingt années que je me livre à l'exercice de la médecine, j'ai constamment observé les crises aux époques indiquées par Hippocrate. » (Landré-Beauvais, *Séméiotique*).

4° *Saisons*. — « Les phénomènes critiques qui ont lieu pendant l'hiver sont des hémorrhagies ou une diurèse abondante; en été et en automne, on voit les maladies jugées plutôt par les sueurs et la diarrhée. Jaumes, (Path. et Thérap. génér., Paris, 1869, p. 510), prétend cependant, et l'observation clinique vient en effet à l'appui de son opinion, que, à la fin de l'hiver et au printemps, les maladies sont souvent plus synergiques, et par conséquent les défervescences vraies plus certaines (1). (X. Gouraud, *loc. cit.*, p. 64.)

5° *Constitution médicale*. — En général, on constate une analogie plus ou moins grande dans la *réaction* et la *solution* des maladies diverses qui coexistent à la même époque, analogie qui est surtout marquée chez les individus affectés de la maladie prédominante.

La question de savoir quelle modalité (inflammatoire, adynamique, bilieuse, muqueuse) reflète l'impression produite sur les individus d'un pays par la résultante générale des influences atmosphériques et hygiéniques, pourra donc être d'une utilité incontestable pour savoir si l'on doit se contenter de l'expectation, ou recourir à une médication agissante, et à laquelle de ces médica-

(1) Dans les saisons bien réglées, et dans les années amenant opportunément les révolutions opportunes, les maladies sont réglées et de solution très-facile ; dans les saisons irrégulières, elles sont irrégulières et de solution difficile. (Hipp. Epid. II, 5.)

tions (antiphlogistique, évacuante, etc.) il convient de s'adresser.

6° *Agents thérapeutiques*. — Les agents thérapeutiques sont-ils, dans une certaine mesure, capables d'influencer la marche de la défervescence?

Cette question sera discutée aux indications thérapeutiques.

2° Durée, terminaison.

Et d'abord, à quel moment de la journée débute la défervescence?

Les relevés de la température ne donnent pas de résultat absolu. Cependant, d'après Thomas, le plus grand nombre des défervescences tombent sur le soir très-tard, de neuf heures à minuit; un moins grand nombre dans la première moitié du jour.

Ces faits vont à l'encontre de la croyance commune, qui veut que la fin de la nuit ou le matin soit le moment favorable à l'avénement de la défervescence. Comme le fait remarquer le professeur Hirtz, cette erreur, généralement répandue, tient sans doute à l'heure où d'ordinaire le médecin constate la crise, c'est-à-dire le matin.

D'une façon générale, la durée de la défervescence est en raison directe de la durée de la maladie, c'est-à-dire d'autant plus longue qu'elle débute plus loin du début de la maladie. Elle est aussi en raison inverse du degré de la température, c'est-à-dire d'autant plus courte que la chaleur est plus élevée.

La durée de la défervescence, suivant ses types divers, peut être résumée dans le tableau suivant :

Type très-rapide : 2 à 4 heures.	Fièvre éphémère, fièvre intermittente, fièvres éruptives légères survenant dans le cours d'une convalescence.
Type rapide ; 24 à 48 heures.	Inflammations franches (pneumonie fibrineuse, angine tonsillaire parenchymateuse), fièvres éruptives (variole, rougeole), érysipèle de la face, pyémie, fièvre puerpérale.
Type lent : 2 à 4 et 8 jours.	Fièvre typhoïde, rhumatisme polyarticulaire aigu, trichinose, péricardite, péritonite.

Quant à la *terminaison*, la défervescence légitime est toujours suivie par la convalescence.

Nous n'admettons donc pas à titre de défervescence, ces rémissions provisoires qui séparent dans la variole la période d'éruption de la période de suppuration; dans la fièvre jaune, l'invasion fébrile et la période hémorrhagique; et dans la fièvre à rechutes (*relapsing fever* des Anglais) les différents accès qui la constituent.

DES JOURS CRITIQUES.

La doctrine des jours critiques trouve maintenant ici sa place, et mérite à certains égards de fixer l'attention.

Hippocrate et Galien surtout « admirent que les phénomènes critiques ne pouvaient avoir lieu qu'à des jours déterminés. Certains jours étaient judicatoires ou critiques, ils répondaient exactement à la production des crises; il y avait aussi les jours indicatoires ou procritiques, pendant lesquels l'imminence critique se manifestait; et enfin des jours vides ou intercalaires, appelés aussi médicinaux ; ces derniers étaient vides parce qu'ils n'étaient marqués par aucun symptôme propre à la crise et médicinaux parce que l'absence de tout travail critique permettait alors d'employer les médicaments avec la certitude de ne faire obstacle à aucun phénomène critique. » (X. Gouraud, *loc. cit.*, p. 81.)

Il y avait donc des bons et des mauvais jours; les bons étaient par ordre d'importance : le 7e, le 14e, le 9e, le 11e, le 21e, le 17e, le 5e, le4e, le 3e, le 18e et le 27e. Parmi les mauvais jours se trouvaient le 6e, le 8e, le 10e, le 12e, le 16e et le 19e.

On voit que le nombre impair, cher aux dieux, est marqué d'un cachet de bénignité en contraste avec la couleur sombre des jours pairs. Le sixième jour particuculièrement était redoutable « sextus dies tyrannus, » était comme un proverbe indiquant son influence sinistre.

« En dehors des idées pythagoriciennes, il ne répugne en rien d'admettre, *à priori*, que dans les maladies fébriles conduites par une réaction commune, la solution critique se déclare, en général, à des moments réguliers tellement la marche de ces maladies est réglée et calculable (Chauffard). Mais, relevant directement de l'observation, la doctrine des jours critiques ne peut être jugée que par l'observation. » (Desnos, De l'état fébrile, th. d'agrég., 1866, p. 59.)

Conduit par cette idée, Traube a demandé à la statistique la solution de ce problème; ses recherches l'ont amené à consacrer la doctrine hippocratique.

Si, dans une maladie, il se fait un brusque changement de température avec tendance à la guérison, elle arrive d'ordinaire dans la première quinzaine, et, alors, c'est toujours le 3e, 5e, 7e, 9e ou le 11e jour qu'elle arrive.

Sur 52 cas analysés, la température s'abaisse brusquement dans 30 cas; dans 2 de ces 30 cas, le commencement de la maladie ne put être exactement déterminé, dans un, le changement se fit le 17e jour. Dans les 27 autres elle eut lieu :

Dans 4 cas, le troisième jour.
— 9 — cinquième —
— 11 — septième —
— 2 — neuvième —
— 1 — onzième —

Presque toujours l'abaissement de la température eut lieu dans les vingt-quatre heures du jour impair.

Ces résultats, indiqués par Traube, ne manquent certainement pas d'intérêt. Ajoutons que c'est lui qui, le premier, a eu l'heureuse idée de substituer dans ses observations, au jour astronomique le jour médical : par le mot jour, il entend non une période de vingt-quatre heures, commençant à minuit, mais, à l'exemple de Galien, un jour de la maladie commençant à la première modification de la température signalée par le thermomètre.

Traube trouva de nombreux contradicteurs, parmi lesquels surtout Wunderlich (1), Lebert (2), Niemeyer (3), Thomas.

Ce dernier auteur paraît réfuter victorieusement Traube, en prouvant qu'il n'y a aucune différence entre les jours pairs et les jours impairs, ni au point de vue du début de la défervescence, ni au point de vue de l'importance de la rémission du matin.

(1) Archiv. der Helkunde, I, 477.
(2) Handbuch der praktische Medicin.
(3) Tr. de pat. int. Pneumonie.

Sur 17 pneumonies, 8 fois, la déferveseence a eu lieu dans les jour pairs, 9 fois dans les jours impairs. Le rapport est donc presque égal.

Ces résultats sont confirmés par Jaccoud.

Dans 1/5 des cas, le début de la défervescence est compris entre le troisième et le cinquième jour.

Dans 3/5 des cas, il est compris entre le cinquième et le septième jour.

Dans le dernier 1/5, il a lieu le septième jour.

Se rapportant à cette théorie, il est une autre opinion des anciens qui veut que plusieurs jours avant la crise, et à une époque prédéterminée, cette crise s'annonce par une rémission momentanée.

Selon Traube, il existerait en effet une défervescence procritique et provisoire qui, sans conduire immédiatement à la guérison, l'annonce et la favorise en diminuant la gravité de la fièvre et de la maladie. Cette défervescence à type rapide tomberait aux 5e, 7e, 9e jour, et jamais aux jours pairs.

Ziemssen confirme cette proposition.

Thomas la constata également dans la majorité des cas, mais il trouve qu'elle tombe tantôt aux jours impairs, tantôt aux jours pairs.

Une seule chose semble donc acquise, confirmée d'ailleurs par le grand nombre des observations, à savoir qu'à une époque plus ou moins rapprochée de la crise, il s'établit une rémission sans que celle-ci puisse être spécialement fixée sur un jour impair. (Hirtz.)

3° Diagnostic.

Le diagnostic est subordonné à la solution des trois propositions suivantes :

1° *Reconnaître la défervescence sous les dehors d'une aggravation apparente.*

Dans les cas où une température très-élevée descend brusquement, on observe quelquefois un trouble grave de l'état général

« Il consiste en une aggravation apparente et subite de l'état du malade, avec insomnie, agitation, oppression pectorale, fièvre plus vive, pouls plein, rapide, bondissant, parfois inégal. Cette exacerbation survient habituellement dans la nuit qui précède la crise; des frissons erratiques parcourent le corps en même temps que s'élève une turgescence générale; l'imagination du malade s'exalte et lui fait croire à un danger prochain.

« Le médecin, peu familiarisé avec l'évolution des phénomènes critiques, éprouve un involontaire étonnement en apprenant le matin les détails de reprise inattendue des symptômes survenus pendant la nuit, et dont il retrouve les traces manifestes.

« Cependant les évacuations communes s'opèrent ou se rétablissent; tous les symptômes déclinent, le calme reparaît et s'établit de plus en plus profond, la guérison paraît instante, et l'est en effet. » (Chauffard, *loc. cit.*, p. 516.)

Quelquefois, cet état de perturbation (*perturbatio critica*) dure plusieurs jours.

C'est alors que l'exploration thermométrique, en montrant que la température est à l'état normal, ou même un peu au-dessous, permettra de reconnaître, en dépit d'un cortége effrayant de symptômes, le commencement de la déferveseence.

2° *Distinguer la défervescence d'un amendement trompeur.*

Il est un acte pathologique, sorte de trouble général de l'organisme, le *collapsus*, qui, par sa marche insidieuse peut, jusqu'à un certain point, simuler la défervescence et faire croire à la guérison, tandis qu'en réalité, jamais le malade n'a couru un danger aussi grand.

Aux périodes initiale et d'état, le collapsus atteint, en général, un certain degré d'intensité, revêt même un caractère particulier de violence. — Ainsi, il se déclare au milieu d'une élévation thermique considérable et d'un frisson violent, « la tête et les pieds, et parfois aussi le tronc, sont glacés, le pouls est insensible, les contractions du cœur insuffisantes et presque nulles, la respiration à peine appréciable, la peau exangue et décolorée, couverte d'abondantes sueurs froides, le malade est plongé dans un sentiment pénible de faiblesse et d'inertie profondes, compliquée d'anxiété, d'oppression et de prostration générale, auxquelles s'ajoutent la soif ardente, des vertiges, des hallucinations visuelles, auditives et psychiques. » (Wunderlich, *loc. cit.*)

« Ce processus, ajoute Wunderlich, doit, sans aucun doute, dériver de lésions anatomiques; mais, jusqu'à présent, il est impossible de lui assigner une cause matérielle directe. »

A la période de déclin, on observe quelquefois un collapsus dont la marche est tout autre.

En effet, son début échappe souvent à l'attention du

malade et même du médecin : la température, au lieu de monter, baisse, descend au niveau de la normale, puis au-dessous, parfois seulement le sujet est pris d'un léger frisson, avec sueurs générales et partielles, et diarrhée colliquative. — Le malade n'accuse plus aucun malaise.

Les symptômes du début ont donc une certaine analogie avec ceux du commencement de la défervescence. Mais bientôt la scène change.

On observe d'abord le refroidissement du nez, des membres, du front et des extrémités ; puis, la figure devient pâle, parfois jaunâtre et livide, les téguments perdent leur souplesse et leur élasticité, les joues deviennent creuses, les yeux profondément cernés, et l'expression de la physionomie est méconnaissable, les sueurs sont froides, et, sous forme de grosses gouttes, viennent perler en certains point, et notamment sur le front.

La température du tronc (1), ou devient très-abaissée (entre 37° et 35°), ou très-élevée (entre 41° et 41°,5). Cet état peut durer quelques heures ou quelques jours, et se termine par la guérison ou par la mort.

(1) Nous avons plusieurs fois constaté dans le vagin et le rectum la température de 41° et de 42°, quand dans l'aisselle elle ne dépassait plus 35°. (Hirtz.)

J'ai eu l'occasion d'observer, àl'hôpital Saint-Antoine, trois cas de collapsus avec abaissement de la température axillaire au-dessous de 36°. Or, dans ces trois cas, la température rectale fut trouvée supérieure à 46°.

La mensuration comparative de la chaleur externe et interne serait donc dans certains cas un moyen précieux de ne pas confondre la défervescence avec le collapsus. Hippocrate semble avoir connu ce moyen de diagnostic.

« Les malades attaqués de causus sont brûlés à l'intérieur par la fièvre et sont froids à l'extérieur ; la langue et la gorge deviennent âpres et se sèchent par l'effet du souffle intérieur et de la chaleur. » (Hipp. Des maladies. Ed. Littré, VI, 198.)

Cet état de collapsus offre donc, d'un côté, des phénomènes analogues à ceux du début de la défervescence, tels que chute de la température, frisson, évacuations critiques (sueurs, diarrhée); mais, d'un autre côté, l'apparition plus ou moins prompte d'un cortége effrayant de symptômes, mettra le clinicien sur la voie du diagnostic.

D'une façon générale, toutes les fois qu'à la période de défervescence de certaines maladies aiguës, le médecin verra le thermomètre descendre au-dessous du chiffre physiologique, il devra faire des réserves à cause de l'avénement possible du collapsus.

III. *Les phénomènes observés sont-ils symptomatiques ou critiques?*

La description que nous avons faite au chapitre précédent permettra de résoudre facilement la question pour ce qui est des phénomènes critiques proprement dits.

Mais, dans un autre ordre de faits, il est un certain nombre d'éléments dont nous n'avons pas encore parlé, et dont cependant il est utile de connaître l'évolution au point de vue du diagnostic.

Les plus importants sont : le frisson, le délire, le vertige, la syncope, les convulsions, l'insomnie et le sommeil.

1° *Frisson.* — Le frisson peut, suivant les cas, être initial, périodique, symptomatique, critique, terminal. — Nous n'étudierons ici que la forme symptomatique et la forme critique.

A. *Frisson symptomatique.* — Il peut survenir aux différentes périodes de la maladie; mais, ordinairement, il survient à la période d'état et à la seconde moitié de cette période.

Il est le présage d'une phlegmasie intercurrente, d'une complication plus ou moins grave (pneumonie, phlegmon gangréneux, érysipèle, etc.).

Il semble donner à la fièvre comme un nouvel élan, une impulsion plus forte, en outre, il laisse après lui les signes physiques de la phlegmasie intercurrente. — En général, il est unique ; s'il tend à se répéter, il faut redouter l'infection purulente. Il est léger, excepté toutefois dans l'état pyohémique, où il se dessine avec tous les caractères de la violence, dure deux ou trois heures au milieu d'une élévation thermique très-marquée (40°, 40°,5).

B. *Frisson critique.* — Il ne survient qu'à la période de déclin : il est le signe avant-coureur des phénomènes critiques.

« Le frisson est bon et critique quand il coïncide avec la coction des urines, quand il fait tomber la fièvre, qu'il amoindrit les symptômes, qu'il est suivi de sueurs, de vomissement ou d'une autre évacuation.

« Il est mauvais quand il revient plusieurs fois, car il ne doit revenir qu'une fois ; il est mauvais quand il est suivi d'affaiblissement. »

Cet aphorisme résume les caractères du frisson critique, qui sont les suivants :

1° Il doit apparaître au moment de la défervescence ;

2° Il doit précéder ou accompagner les phénomènes critiques ;

3° Il doit être isolé.

« Ceux qui frissonnent souvent guérissent difficilement. » (Hipp.)

Reste un dernier caractère indiqué par Baillou. — « Il faut que le frisson soit utile, c'est-à-dire il faut que le malade se trouve mieux après qu'avant »

Ce dernier caractère empêchera de confondre le frisson critique avec le frisson terminal qui, dans le collapsus, apparaît au même moment et dans des conditions analogues.

2° *Délire.* — Le délire sous ses diverses formes (légère, grave, furieuse, anxieuse, gaie) s'observe souvent à la période initiale, rarement à la période d'état, quelquefois à la période de défervescence.

A cette période, il revêt la forme anxieuse. — Il est subit, passager, tumultueux. — Rien n'annonce l'apparition de symptômes graves, tout à coup le malade est plongé dans une anxiété profonde, avec prostration des forces, refroidissement des extrémités, face pâle, yeux excavés, lèvres cyanosées, voix faible, altérée, sueurs froides, etc., la parole est incohérente, le malade s'inquiète et se lamente sur son état.

En général, ce délire ne dure que quelques heures (crise), mais il peut durer plusieurs jours et même plusieurs semaines (lyse).

Tantôt il a pour cause l'inanition ; tantôt il est le précurseur d'une épistaxis nasale.

Quoi qu'il en soit, avec le délire critique, il y a constamment abaissement de l'élévation de la température et diminution de la fréquence du pouls. — En outre, il y a dans l'état du malade une amélioration subséquente marquée.

3° *Vertige.* — A l'état physiologique, le vertige est dû à la sensation de la perte de l'équilibre, occasionnée par des mouvements réels du corps ou des corps externes.

A l'état fébrile, il est le résultat d'une sensation due à à des mouvements apparents et produits par la congestion de l'appareil cérébro-spinal.

Il survient d'ordinaire par accès, de quart d'heure en quart d'heure ; il s'accompagne de troubles du côté de la vue, de l'ouïe, etc.

En général, il apparaît à la période initiale (fièvres éruptives, fièvres infectieuses), chez les adultes à tempérament sanguin.

A la défervescence, il annonce les crises (épistaxis, sueurs parotides, flux alvins, etc.).

4° *Syncope.* — La syncope est la chute soudaine des forces, avec perte du mouvement et du sentiment, ralentissement et même arrêt momentané des battements du cœur, etc.

Sous ses deux formes (incomplète, complète), elle peut apparaître aux trois périodes du cycle fébrile :

1° A la période initiale, la syncope se montre dans les fièvres éruptives, typhiques, intermittentes, etc.

2° A la période d'état, elle indique l'adynamie, la malignité, quelquefois une complication telle que l'embolie ;

3° A la période de défervescence, elle annonce généralement une éruption secondaire (éruption miliaire, éruption érythémateuse dans le rhumatisme articulaire aigu).

5° *Convulsions.* — 1° A la période initiale, les convulsions sont en général dues, soit à une condition d'âge (première et deuxième enfance), soit à une condition de sexe (femmes), soit enfin à une prédisposition individuelle spéciale (tempérament nerveux, mélancolique, homérique), — *spasmus spasmum gignit.*

Quelle que soit leur intensité, elles entraînent un pronostic peu grave.

Elles apparaissent, soit dans les fièvres graves (éruptives, typhiques, pyohémiques), soit dans les fièvres bénignes (fièvres synoques, fièvres catarrhales simples).

2° A la période d'état, la prédisposition individuelle n'est plus en cause; dans cette période, il faut attribuer les convulsions à l'état infectieux du sang, à la nature particulièrement maligne de la maladie, aussi, quoique localisées et fugitives, elles entraînent avec elles un pronostic grave.

On les observe dans les fièvres éruptives, le typhus exantématique, la fièvre typhoïde, l'infection purulente, le rhumatisme articulaire aigu, l'alcoolisme.

Elles indiquent, en général, des complications encéphaliques, particulièrement l'épanchement intra-ventriculaire.

3° A la période de défervescence, les convulsions sont rares; quand elles apparaissent, il faut redouter une convalescence longue et difficile, à moins que l'on ait affaire à des enfants; car, chez eux, les convulsions remplacent fréquemment le frisson.

6° *Insomnie.* — L'insomnie est le phénomène le plus commun dans les fièvres. — On l'observe surtout à la période initiale, souvent à la période d'état, quand l'accoutumance fébrile n'est point établie, quelquefois à la période de défervescence.

Aux deux premières périodes, l'insomnie doit être respectée ; à la défervescence, elle doit être combattue par les opiacés et un régime alimentaire approprié.

7° *Sommeil.* — Aux périodes initiales et d'état, le sommeil est court (brevis), insuffisamment réparateur, entrecoupé de cauchemars, de réveils fréquents, de changements de position (la plus fréquente est le décubitus dorsal). — Il est léger, le malade se réveille au moindre bruit ; il laisse après lui lassitude, prostration, céphalalgie ; s'il est répété, il peut être précurseur du coma.

A la défervescence, le sommeil est franc, calme, réparateur et présente les caractères suivants :

La physionomie est calme, la respiration est égale, douce, le pouls est régulier, légèrement abaissé. — Décubitus latéral, avec flexion modérée des membres (les membres fléchisseurs l'emportant sur les muscles extenseurs). — Les mouvements réflexes sont conservés ; on observe des mouvements musculaires spontanés et inconscients. — Le réveil est naturel, il est suivi d'un sentiment de bien-être et d'allégement qui se traduit par l'épanouissement du visage.

Au déclin des fièvres typhiques, on observe quelquefois un sommeil qui dure 24, 36 heures ; le malade se réveille pendant une heure seulement, pour prendre son repas.

Ce sommeil prolongé alarme grandement les parents ; cependant il est de bon augure, s'il n'est pas accompagné de stupeur et de coma.

4° Pronostic.

Abstraction des cas morbides, dans lesquels se développent des néo-formations ou des lésions graves intéressant des organes essentiels à la vie et de ceux dans lesquels on observe une occlusion de canaux dont la viabilité ne saurait être longtemps entravée, l'élément primordial du pronostic est l'*état général*. C'est lui qui décide, avant toute chose, du sort du malade, de la marche et de la durée de la maladie, des chances de guérison ou de mort.

Nous n'avons pas à nous occuper ici de l'état général, nos éléments pronostiques devant être tirés simplement de l'évolution des phénomènes de défervescence.

Un point très-important, qui le premier mérite d'attirer l'attention et sur lequel insiste à juste titre le professeur Chauffard, est celui-ci :

« Les crises ayant des rapports étroits avec la marche des maladies, il faut que la succession harmonique des faits morbides ne soit pas pervertie, que les périodes régulières conduisent à la crise que celle-ci n'anticipe ni ne retarde.

Hippocrate a tracé tout cet enseignement : « Les signes critiques en mieux ne doivent pas apparaître de bonne heure. » Une vraie crise, en effet, ne peut se déclarer qu'après les deux premières périodes, au déclin du mal ; si elle se présente avant et anticipe sur l'augment, pourra-t-elle juger une maladie qui n'est pas préparée à l'être, qui n'a pas accompli ses stades de réaction salutaire? Aussi, lorsque les actes critiques se déclarent prématurément, ou ils ne jugent pas, ou ils deviennent eux-mêmes cause de péril pour le malade.

« Les phénomènes critiques anticipants, dit Hippocrate, si néanmoins il y a crise, annoncent la récidive sinon une intempérie d'humeurs ; il en résulte même des terminaisons funestes dans les cas où ces phénomènes ne sont plus petits. » Le même ordre de considérations et d'idées est développé dans les aphorismes suivants : « Ce qui reste dans la maladie après la crise produit ordinairement des récidives. Les signes de crise qui surviennent annoncent, revenant les mêmes, une solution difficile. Les phénomènes critiques ne faisant pas crise, annoncent, les uns une terminaison funeste, les autres, une solution difficile. » (Chauffard, *loc.*, *cit.* p. 515).

Un autre élément fertile en déductions pronostiques est la température.

En effet, la gravité du danger étant proportionnelle (toutes choses égales d'ailleurs) à l'intensité de la température, on comprendra combien le pronostic doit s'éclairer aux lumières de la thermométrie.

Nous avons déjà cité les opinions de Cl. Bernard, de Liebermester, sur l'hypergenèse de la température.

Baresprung avance que la chaleur maximum observée chez l'homme est de 42°,5, et il croit que l'absence d'une température plus élevée démontre l'incompatibilité de la conservation de la vie au-dessus de ce terme.

Vunderlich croit également qu'une température dépassant 42°,5 entraîne forcément la mort et qu'une température continue de 42° est déjà un signe fâcheux.

Sur 45 cas de typhus exanthématique, il observa 5 fois 42° ; 5 morts.

Sur 20 cas où la température se maintint entre 40° et 41°; 9 morts.

« Depuis de longues années que nous déterminons par le thermomètre, matin et soir, la température de tous les malades de la clinique, nous affirmons que nous avons vu rarement la température dépasser 41°,9 pendant plusieurs jours, sans qu'une issue fatale ne soit venue confirmer l'extrême gravité de ce signe. » (Hirtz.)

Les aphorismes suivants empruntés à Hirtz, indiquent quelques-unes des données pronostiques de la température :

1° Quand la chaleur augmente rapidement au début, moins ordinairement elle dure et plus rapide aussi est la défervescence. (Hirtz.)

2° Quand elle s'établit lentement et s'élève graduellement, elle présage ordinairement une maladie de longue durée et de décroissance lente. (Hirtz.)

3° Quand elle prend le type continu, redouter une affectation grave. (Spielmann.)

4° Si dans une fièvre typhoïde, dans la seconde moitié du premier septénaire, il ne survient pas une rémission, pronostic grave. (Thiersfelder.)

5° La mort devient très-probable, lorsque pendant deux ou trois jours, la température s'accroît d'une manière continue sans présenter de rémission.

6° Une grande différence entre la température du matin et celle du soir, est un signe favorable, même si cette dernière est très-élevée.

INDICATIONS THÉRAPEUTIQUES

L'art, c'est l'action. (ARISTOTE).

L'*indication* est ce que Galien appelait *agenti insinuatio*. C'est elle qui règle le rôle à tenir en face d'une maladie aiguë fébrile.

Or, ce rôle consistant à conduire le malade à travers es périodes initiale et d'état jusqu'à la période de défervescence, le médecin devra, comme le veut Forget, puiser ses indications dans tout ce qui, de près ou de loin, présentement ou antérieurement, touche à l'état morbide et entretient avec lui des rapports directs ou indirects.

Comme nous l'avons fait jusqu'à présent, nous prendrons pour exemple d'affection fébrile, la pneumonie.

Nous supposerons deux cas.

1° La marche est régulière. « Durant des siècles, la pneumonie fut considérée comme une maladie qu'il fallait attaquer vigoureusement dès le début, par un traitement énergique ; et ces mêmes médecins qui respectaient religieusement les opérations de la nature dans la variole ou telle autre fièvre éruptive, regardaient comme un devoir de diriger contre l'inflammation du poumon les armes les plus puissantes et partant les plus dangereuses de la thérapeutique. Etrange inconséquence, singulier aveuglement qui était inspiré par le nom génésique de la maladie. C'est une inflammation, on ne peut trop tôt l'éteindre. » (Jaccoud, *loc. cit.*, p. 22.)

Aujourd'hui, nous savons que la pneumonie peut guérir seule, premier point. — Second point, nous savons que l'évolution de la pneumonie est renfermée dans un cycle nettement défini soumis à des lois précises dont la connaissauce est un fait acquis à la science.

Toutes les fois donc que l'on aura affaire à une pneumonie franche, à marche régulière, naturelle, c'est-à-dire dont le type comparé jour par jour au type normal n'accusera pas de déviation notable de ce type, il n'est aucune raison plausible d'intervenir et de troubler, sous prétexte de la diriger, une opération naturelle qui marche fort bien d'elle-même.

Lors donc que les conditions individuelles sont favorables, lorsque les symptômes contenus dans de justes limites parcourent régulièrement et normalement les diverses phases de leur évolution, la seule indication rationnelle est de ne rien faire et d'attendre patiemment la défervescence naturelle de la phlegmasie.

2° La marche est irrégulière. — L'indication se tirera de plusieurs sources.

1° De l'état général des forces. « C'est là sans contredit la source la plus importante d'indications.

La thérapeutique puisera dans l'état général de l'organisme des indications plus sûres que dans les lésions locales auxquelles souvent la maladie emprunte son nom. (Vunderlich. *loc. cit.*, p. 165.)

Consultez sans cesse l'état général, veillez sur l'état des forces. (Jaccoud, *loc. cit.*, p. 81.)

« L'indication fournie par l'état des forces, dit Chomel, est sans contredit une des plus importantes. Quels que soient le genre d'une affection, son espèce et son type, il importe autant, souvent même il importe plus de modérer les forces quand elles sont en excès, de les soutenir quand elles sont en défaut que de combattre la maladie, aussi est-il indispensable que le médecin ait toujours devant les yeux et compare avec attention la longueur présumée et la violence de la maladie avec les forces du sujet. » (Chomel.)

Les règles d'agir varieront donc suivant qu'il y aura diminution des forces (adynamie) ou augmentation des forces (ataxie.)

L'adynamie s'observe chez les vieillards, chez les sujets naturellement débiles ou débilités par des fatigues morales ou physiques excessives, par une alimentation insuffisante, chez ceux en un mot qui ont porté le fardeau de la misère. Il convient d'ajouter qu'elle est quelquefois produite par une médication trop prolongée. (Ex. : tartre stibié, *Cl. méd. de Jaccoud*, p. 41.)

Elle est caractérisée par la stupeur, la surdité, la somnolence, l'affaissement musculaire, le relâchement des sphincters, les paralysies viscérales, les hypostases pulmonaires, les gangrènes locales, les hémorrhagies internes ou externes, les ecchymoses, les pétéchies, le fuliginosités, etc.

L'ataxie s'observe chez les adultes robustes (tempérament sanguin, alcool, veilles et travaux intellectuels poussés à l'excès.)

Dans l'ataxie prédominent le délire furieux ou comateux, l'agitation, l'envie de quitter le lit, les soubresauts musculaires, la carphologie, le tremblement des mâchoires, la sécheresse de la langue et des narines, les digestions involontaires (ataxie-cérébrale), ou bien le trismus, les crampes, la rigidité tétanique (ataxie spinale).

Quand ces diverses manifestations adynamiques ou ataxiques se présentent, « on peut dire que la forme emporte le fond, et, sans renoncer aux indications rationnelles fournies par la lésion fondamentale, on est obligé souvent de placer celle-ci au second rang pour faire place à de nouvelles et importantes indications. » (Hirtz.)

2° *Cause et nature de la maladie.* — La cause de la pneumonie franche est généralement le froid, cette cause ne comporte évidemment aucune indication spéciale, mais dans certaines affections fébriles, pouvant être produites soit par une impression morale profonde, soit par le fait de la répercussion d'une affection cutanée, etc., l'indication causale sera très-importante. Il en sera de même suivant que la maladie sera de nature inflammatoire, exhantématique, paludéenne, etc.

3° *Des symptômes.* — Parmi les symptômes de la pneumonie, les principaux symptômes qui offrent des indications spéciales sont : 1° la température excessive ; 2° la dyspnée ; 3° la douleur ; 4° la toux.

4° *Lésion.* — Par son étendue (pneumonie double), par les troubles fonctionnels qu'elle suscite, par l'ébranlement qu'elle imprime à l'organisme, trouble et ébranlement pouvant se tourner en nouvelle origine de mal, la lésion fournira des indications nombreuses et importantes.

L'exposé rapide des principales sources d'indications que nous venons de faire est nécessairement incomplet, car les indications varient à l'infini comme les malades. « En fait ne l'oubliez pas, il existe des pneumoniques et non pas des pneumonies. » (Jaccoud.)

En résumé deux méthodes de traitement : méthode expectante, méthode agissante.

« La saine expectation consiste à ne pas agir sans indication suffisante, mais à veiller de façon à être prêt à toute action opportune. La saine action consiste à saisir une opportunité souvent fugitive, à mesurer le degré de pression qu'il faut exercer sur l'évolution morbide, à ne pas le dépasser ni rester en deçà, à s'arrêter enfin quand l'indication semble remplie et que nulle autre ne se montre, de façon qu'alors la nature redevienne maîtresse de ses mouvements et adhère librement à son œuvre. L'expectation n'est donc pas inertie ni hésitation : c'est encore agir que d'écarter ce qui est nuisible et que placer l'économie vivante dans les conditions les plus favorables au but qu'elle poursuit; ce n'est pas hésiter car on a conscience claire et assurance ferme de sa conduite. L'action, d'un autre côté, n'est pas témérité ni précipitation : car, on se fonde pour agir, sur les demandes de la nature elle-même et l'on règle sa thérapeutique sur la marche et l'intensité des symptômes qui se déclarent ou grandissent. » (Chauffard, *loc. cit.*, p. 617).

Pour terminer l'étude des indications, il nous reste à vider une question d'une importance extrême.

Est-il possible d'obtenir une anticipation de la défervescence? En d'autres termes, au moyen d'agents appropriés, est-il possible de diminuer la durée du cycle d'une maladie fébrile.

Des observateurs autorisés par excellence, Niemeyer, Traube, Hirtz ont résolu la question par l'affirmative.

Nous-même nous appuyant sur les observations de Hirtz, nous avons montré (ch. I, IIe partie) que l'on pouvait obtenir une défervescence artificielle, prématurée, en tout point semblable à la défervescence naturelle (ch. I, 1re partie), nous nous sommes même servi de ce fait pour donner de la défervescence et de ses phénomènes, une définition nouvelle, reposant sur l'expérimentation.

Mais il est à faire une importante réserve, réserve mise en lumière par le fait suivant, emprunté à M. Charcot.

Il s'agit d'une femme de 76 ans, à laquelle on donna, au commencement du troisième jour d'une pneumonie lobaire, une potion alcoolique. La température qui était voisine de 39°,6 tomba en trois jours à 38°,2 pour se relever immédiatement aussitôt que la potion alcoolique cessa d'être administrée. Le rhum étant supprimé, la défervescence critique commença alors vers le soir du septième jour, et, le neuvième au matin la température était à 37°.

La conclusion à tirer de ce fait est la suivante : la défervescence artificielle n'est que temporaire ; en effet, pour la maintenir, on est obligé de continuer l'administration du médicament anti-fébrile jusqu'au jour de la défervescence naturelle.

D'où cette autre conclusion qui est la conséquence nécessaire de la première : l'action fébrile a une marche immuable, elle est renfermée dans un cycle dont l'évolution est fatale (Jaccoud, Charcot, Hirtz, Chauffard, etc. Hippocrate), qui échappe quant à présent à tout moyen d'action.

« Il est certain que vouloir enrayer ou *juguler* par des moyens perturbateurs, certaines maladies à type fixe et même des phlegmasies à cours réglé, longtemps avant le moment de la solution naturelle, c'est faire une besogne au moins superflue, quelquefois dangereuse, toujours difficile. » (Hirtz.)

Mais, ce n'est pas à dire pour cela qu'il faille proscrire l'action : « si la fièvre devient excessive, si l'inflammation organique dépasse ou atteint certaines limites, en un mot si le drame morbide devient menaçant, se croiser les bras devant la fatalité organique, invoquer la crise et les jours critiques ce serait manquer à la fois à son art et à l'humanité. » (Hirtz.)

L'action au moyen des agents antipyrétiques offre les avantages suivants :

1° En produisant la défervescence artificielle elle délivre le malade de l'impression pénible qui résulte de la chaleur fébrile et l'aide à supporter allégrement en quelque sorte sa lésion pneumonique ou autre.

2° Elle diminue la dépense de l'organisme en restreignant l'activité des combustions interstitielles, dont l'énergie est toujours mesurée par le chiffre thermométrique de la chaleur.

3° D'après Hirtz, si l'on administre un médicament antifébrile dans les jours qui précédent immédiatement la défervescence naturelle, celle-ci se trouve plus rapide et plus décisive.

Ainsi comprises, les indications thérapeutiques relatives à la défervescence montrent suffisamment quel est le rôle du praticien en face d'une maladie aiguë fébrile.

Si son rôle ne consiste pas à éteindre, à *juguler* la maladie, il consiste à la gouverner, et à la mettre dans une voie d'évolution régulière et harmonique.

Il est en parfait accord avec l'un des plus beaux aphorismes hippocratiques : « Secourir la nature quand elle tombe, la retenir quand elle s'égare, et la ramener dans le cycle qu'elle vient d'abandonner. »

« Il y a des questions, dit Bordeu, en terminant ses recherches sur les crises, qui sont réservées pour les législateurs de l'art. Telle est la doctrine des crises : j'appelle un législateur de l'art le médecin philosophe, qui a commencé par être témoin, qui de praticien est devenu grand observateur, et qui franchissant les bornes ordinaires s'est élevé même au-dessus de son état. »

Nous croyons avoir suffisamment démontré dans ce travail, qu'à l'époque actuelle de la science pour être le *législateur de l'art* dont parle Bordeu, s'il est comme jadis indispensable d'être *grand observateur*, il n'est plus nécessaire de franchir des *bornes* inaccessibles et de *s'élever au-dessus de son état.*

Le praticien le plus modeste a pour se guider dans le champ prétendu obscur de la doctrine des crises, et dans le traitement des affections fébriles, un instrument d'une sûreté merveilleuse : *le thermomètre !*

CONCLUSIONS.

La *défervescence* ou période de déclin dans les maladies aiguës fébriles, présente une évolution aussi immuable, aussi calculable que les périodes initiale et d'état dans ces mêmes maladies. — C'est le troisième terme de la *trilogie cyclique*.

Tantôt la défervescence est rapide (crise) (1).

Tantôt la défervescence est lente (lyse).

Ces deux termes (crise et lyse) ne désignent donc rien autre chose que deux types différents de la défervescence.

Les phénomènes de défervescence sont de deux sortes, normaux et anormaux.

La thermométrie clinique, permet de les suivre, de les étudier, dans leurs signes, marche, durée, dans leur diagnostic et pronostic, dans leurs indications thérapeutiques.

Cette étude est en pathologie, aussi importante que celle des phénomènes des périodes initiale et d'état, en thérapeutique elle l'est davantage.

Le mot *défervescence* est appelé à remplacer le mot *crise* qui malgré une étymologie excellente a l'inconvénient de représenter tantôt la période de déclin elle-même, tantôt un simple phénomène, une simple modalité de cette période, et de jeter par conséquent la confusion dans les esprits.

(1) La crise cliniquement démontrée n'est autre chose physiologiquement qu'une défervescence rapide. Les flux dits critiques, sont les suites de cette défervescence; ils sont en même temps les signes et surtout l'auxiliaire. (Hirtz. In dict. Jaccoud, art. Fièvre, p. 708.)

Paris. A. PARENT, imprimeur de la Faculté de Médecine, rue Mr-le-Prince. 31.

LIBRAIRIE ADRIEN DELAHAYE.

Leçons sur le strabisme, les paralysies oculaires, le nystagmus, le blépharospasme, professées par F. Panas, chirurgien de l'hôpital Lariboisière, professeur agrégé à la Faculté de médecine de Paris, chargé du cours complémentaire d'ophthalmologie, membre de la Société de chirurgie, etc., rédigées et publiées par G. Lorey, interne des hôpitaux de Paris, revues par le professeur, avec 10 figures dans le texte. 1 vol. in-8. 5 fr.

Hystérotomie de l'ablation partielle ou totale de l'utérus par la gastrotomie. Etude sur les tumeurs qui peuvent nécessiter cette opération, par J. Péan, chirurgien des hôpitaux de Paris, et L. Urdy, interne des hôpitaux de Paris. 1 vol. in-8 avec 25 figures dans le texte et 4 planches. 6 fr.

La syphilis dans ses rapports avec le mariage, par le docteur Edmond Langlebert. 1 vol. in-12. 3 fr. 50

Leçons d'hygiène, contenant les matières du programe officiel adopté par le Ministère de l'instruction publique pour les Lyéées et les Ecoles normales, par le docteur Riant, médecin de l'Ecole normale du département de la Seine. 1 vol. in-12. 5 fr.

Traité élémentaire de chirurgie, avec figures intercalées dans le texte, par le docteur Fano, professeur agrégé à la Faculté de médecine de Paris. 2 forts vol. in-8. Ouvrage complet. 25 fr.

Traité de pathologie interne, par S. Jaccoud, professeur agrégé à la Faculté de médecine de Paris, etc. 2e édition. 2 forts vol. in-8, avec figures et planches. Ouvrage complet. 25 fr.

Traité élémentaire d'histologie, par J. A. Fort, professeur libre d'anatomie à l'Ecole pratique; 2e édition, entièrement refondue. 1 beau vol. in-8 de plus de 700 pages, avec 500 figures intercalées dans le texte. Prix de l'ouvrage complet. 14 fr.

Traité clinique des maladies aiguës des organes respiratoires, par E. J. Woillez, médecin de l'hôpital Lariboisière. 1 vol. in-8, accompagné de 93 figures dans le texte et de 8 planches coloriées; le volume cartonné. 14 fr.

Traité des fractures non consolidées, ou pseudarthroses, par le docteur Berenger-Féraud. 1 vol. in-8 avec figures dans le texte. 10 fr.

Traité des maladies de l'estomac, de M. Brinton, traduit par le docteur Riant, précédé d'une Introduction par le professeur Lasègue. 1 vol. in-8 avec figures dans le texte; le vol. cart. en toile. 7 fr.

Traité des maladies de l'oreille, par A. de Troeltsch, professeur à la Faculté de médecine de Vürzbourg, traduit par les docteurs Kuhn et Lévi. 1 vol. in-8 avec figures; le vol. cart. en toile. 8 fr. 50

Traité clinique et pratique des maladies puerpérales suites de couches, par le docteur Hervieux, médecin de la Maternité de Paris. 1 fort vol. in-8 avec figures dans le texte; le vol. cart. en toile. 16 fr.

Physiologie du système nerveux cérébro-spinal, d'après l'analyse physiologique des mouvements de la vie, par le docteur E. Fournié, médecin adjoint à l'Institut des sourds-muets. 1 fort volume in-8, cart. en toile. 12 fr.

Recherches expérimentales sur le fonctionnement du cerveau, par le docteur E. Fournié, etc. 1 vol. in-8, avec 4 planches coloriées. 4 fr.

A. Parent, imprimeur de la Faculté de Médecine, rue Mr-le-Prince, 31.